◆漫话医学科普系列丛书

漫话重症

主 编◎刁孟元 张 晟 胡 炜 陈德昌

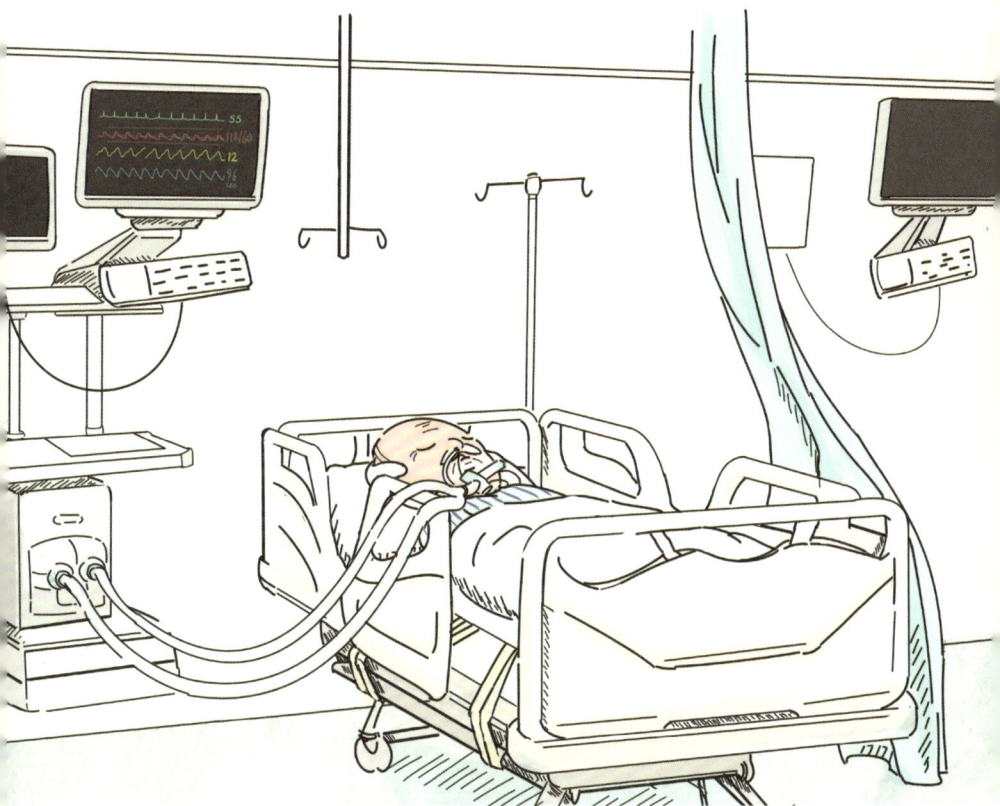

ZHEJIANG UNIVERSITY PRESS
浙江大学出版社
·杭州·

图书在版编目（CIP）数据

漫话重症 / 刁孟元等主编 . -- 杭州 : 浙江大学出版社 , 2024. 11. -- ISBN 978-7-308-25558-5

Ⅰ . R459.7-49

中国国家版本馆 CIP 数据核字第 2024KB0422 号

漫话重症

刁孟元　张晟　胡炜　陈德昌　主编

策划编辑	张　鸽（zgzup@zju.edu.cn）
责任编辑	张　鸽　伍秀芳
责任校对	蔡晓欢
封面设计	黄晓意
出版发行	浙江大学出版社
	（杭州市天目山路148号　邮政编码310007）
	（网址：http://www.zjupress.com）
排　　版	浙江大千时代文化传媒有限公司
印　　刷	浙江省邮电印刷股份有限公司
开　　本	880mm×1230mm　1/32
印　　张	3.25
字　　数	62千
版 印 次	2024年11月第1版　2024年11月第1次印刷
书　　号	ISBN 978-7-308-25558-5
定　　价	49.00元

《漫话重症》
编 委 会

主　编：

刁孟元　　杭州市第一人民医院

张　晟　　上海交通大学医学院附属瑞金医院

胡　炜　　杭州市第一人民医院

陈德昌　　上海交通大学医学院附属瑞金医院

副主编：

朱　英　　杭州市第一人民医院

刘　娇　　上海交通大学医学院附属瑞金医院

宋景春　　中国人民解放军联勤保障部队第九〇八医院

尚　游　　华中科技大学同济医学院附属协和医院

编委成员（按姓名笔画排序）：

刁孟元　　杭州市第一人民医院

万　健　　上海市浦东新区人民医院

马林浩　　海军军医大学第二附属医院

王　涛　　中国人民解放军总医院海南医院

王胜云　　海军军医大学第二附属医院

卢　骁　　浙江大学医学院附属第二医院

朱　英　杭州市第一人民医院

刘　凯　复旦大学附属中山医院

刘　娇　上海交通大学医学院附属瑞金医院

江伟伟　海军军医大学第二附属医院

李沂玮　杭州市第一人民医院

肖　盐　苏州大学附属第二医院

宋景春　中国人民解放军联勤保障部队第九〇八医院

张　晟　上海交通大学医学院附属瑞金医院

陆敏敏　上海市宝山区中西医结合医院

陈德昌　上海交通大学医学院附属瑞金医院

尚　游　华中科技大学同济医学院附属协和医院

周霞庆　杭州市第一人民医院

单　怡　海军军医大学第二附属医院

胡　炜　杭州市第一人民医院

顾芸芬　上海交通大学医学院附属瑞金医院

徐继前　华中科技大学同济医学院附属协和医院

崔云亮　中国人民解放军联勤保障部队第九六〇医院

魏东坡　上海交通大学医学院附属第一人民医院

漫画制作：

庄小蕾　梁淑敏　安　瑛　朱梦琳　付思彦

前　言

在信息泛滥的今天，知识的获取变得前所未有的便捷。然而，医学领域理论体系深奥和专业壁垒高耸。它让那些渴望探索其奥秘的普通人意识到，尽管我们生活在信息触手可及的时代，但要真正洞悉医学的深邃内涵，依然充满挑战。为此，我们萌生了编写"漫话医学科普系列丛书"的想法，希望通过漫画的形式，将专业、深奥的医学知识转化为每个人都能理解和接受的通俗信息。《漫话重症》正是本系列丛书的第一本。在本书中，我们不仅仅讲述医学的"硬"知识，更讲述与生命息息相关的故事。

在重症医学领域，医生做出的每一个决定都可能关乎患者的生死，每一项治疗都承载着希望。在这里，医生和护士像战士一般，与疾病斗争，守护着每一个脆弱的生命。作为医务工作者，我们经常被问及许多问题，"为什么要来 ICU""为什么不能一直陪着""什么时候能转出 ICU"。这些问题的背后，是公众对医学的好奇，也是对未知的不安和恐惧。《漫话重症》围绕常见的医学问题和主题展开，从公众的视角出发，通过人物的对话、情感的描述，结合生动的漫画和浅显的语言，一一加以解答，从而帮助读者更好地理解每项看似复杂的医疗操作的流程、目的和依据，了解 ICU 的真实面貌。

通过本书，我们希望搭建起一座连接医学知识与读者，连接患者、家属与医护人员的桥梁，帮助医患在高压和充满挑战的重症医学环境中建立更加人性化、更加紧密的合作关系。这不仅可以帮助患者和家属减轻焦虑，也可以为医护人员提供与患者相关的更多信息，从而做出更精准的医疗决策。

普及医学知识不仅仅是提供信息，更重要的是培养公众的健康意识和建立对医护人员的信任感。我们希望读者通过阅读本书，可以更加重视自身健康，理解和尊重医疗工作，并能感受到医护人员对生命的尊重和守护，以更加开放和信任的态度来接受专业的治疗与护理。

在本书撰写过程中，我们与多位重症医学专家进行了深入讨论，以确保内容的科普价值。同时，我们尽可能采用通俗易懂的表达方式，使内容尽可能适合各年龄层读者阅读。希望无论是医学专业学生，还是对医学感兴趣的普通读者，都能从本书中获得知识，增益健康。

《漫话重症》是一次尝试、一次探索，也是一次创新。通过《漫话重症》，我们希望可以助力打破医学专业与非医学专业之间的界限，让更多的人了解重症医学，理解在生死边缘奋斗的医者们。因此，这不仅仅是一本书，更是一份责任，是对生命的一份尊重。

让我们一起翻开这本书，开始一段新的旅程，用心感受漫画背后的故事，进行一次关于生命、尊严和希望的探索吧。

《漫话重症》编委会

2024 年 10 月

目　录

为什么
要来ICU?

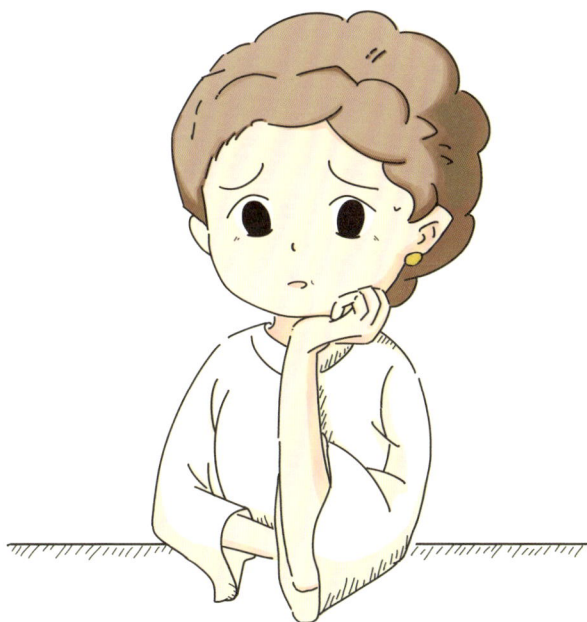

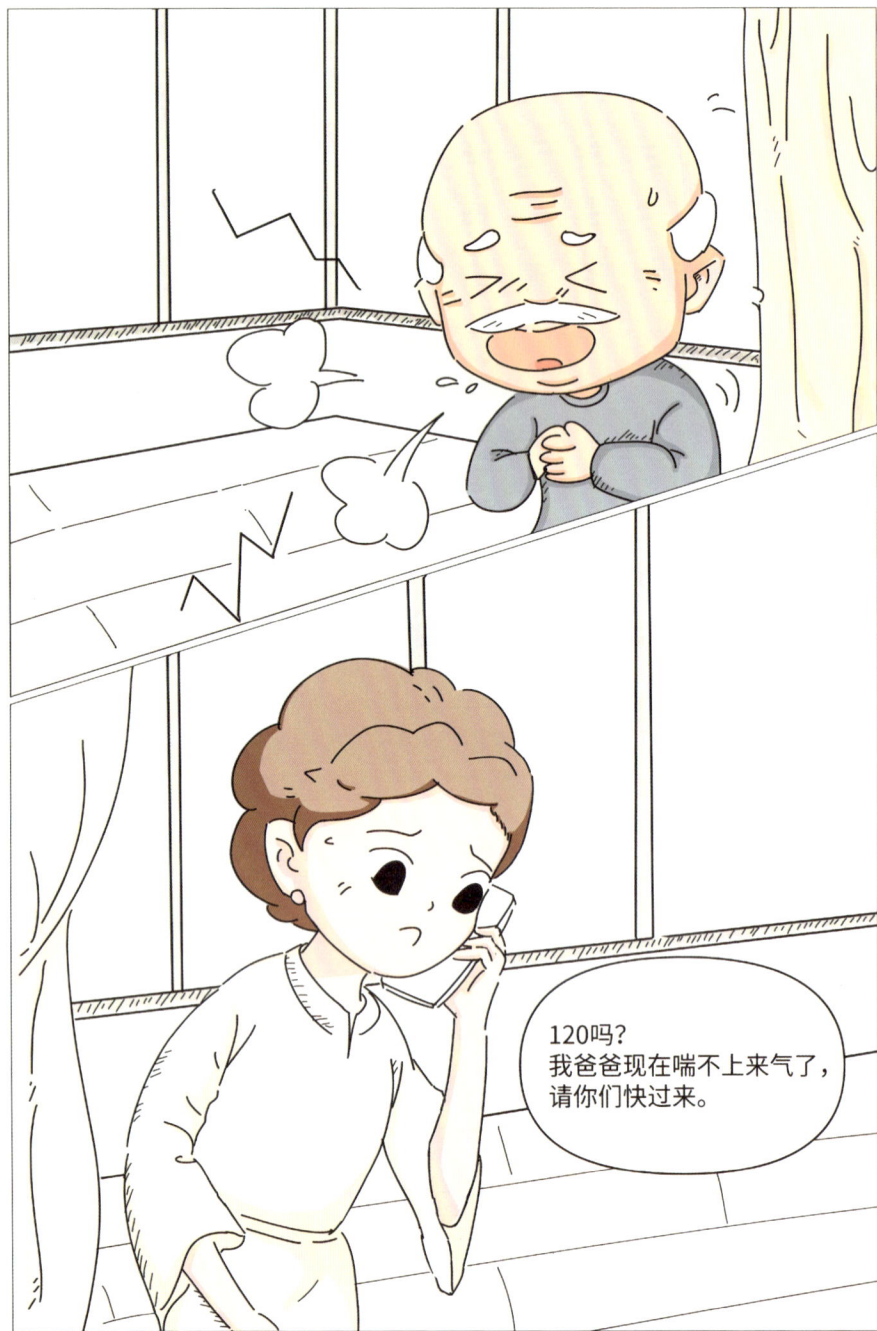

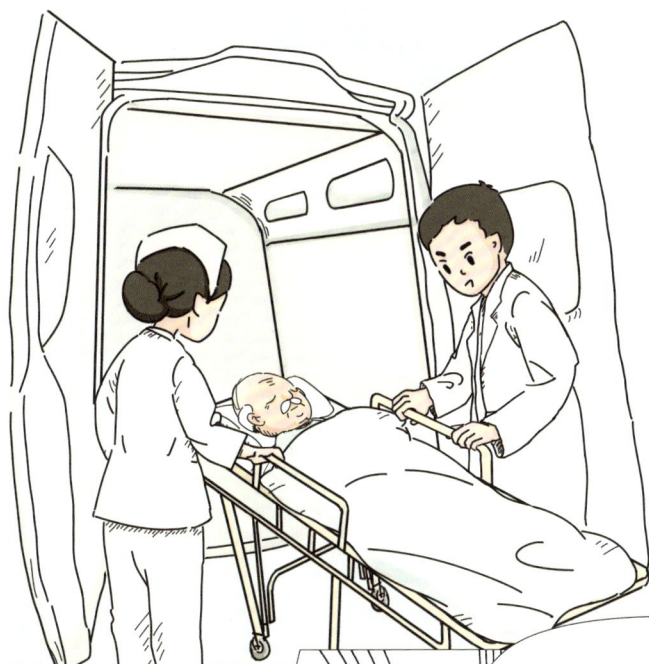

第1章 / 03

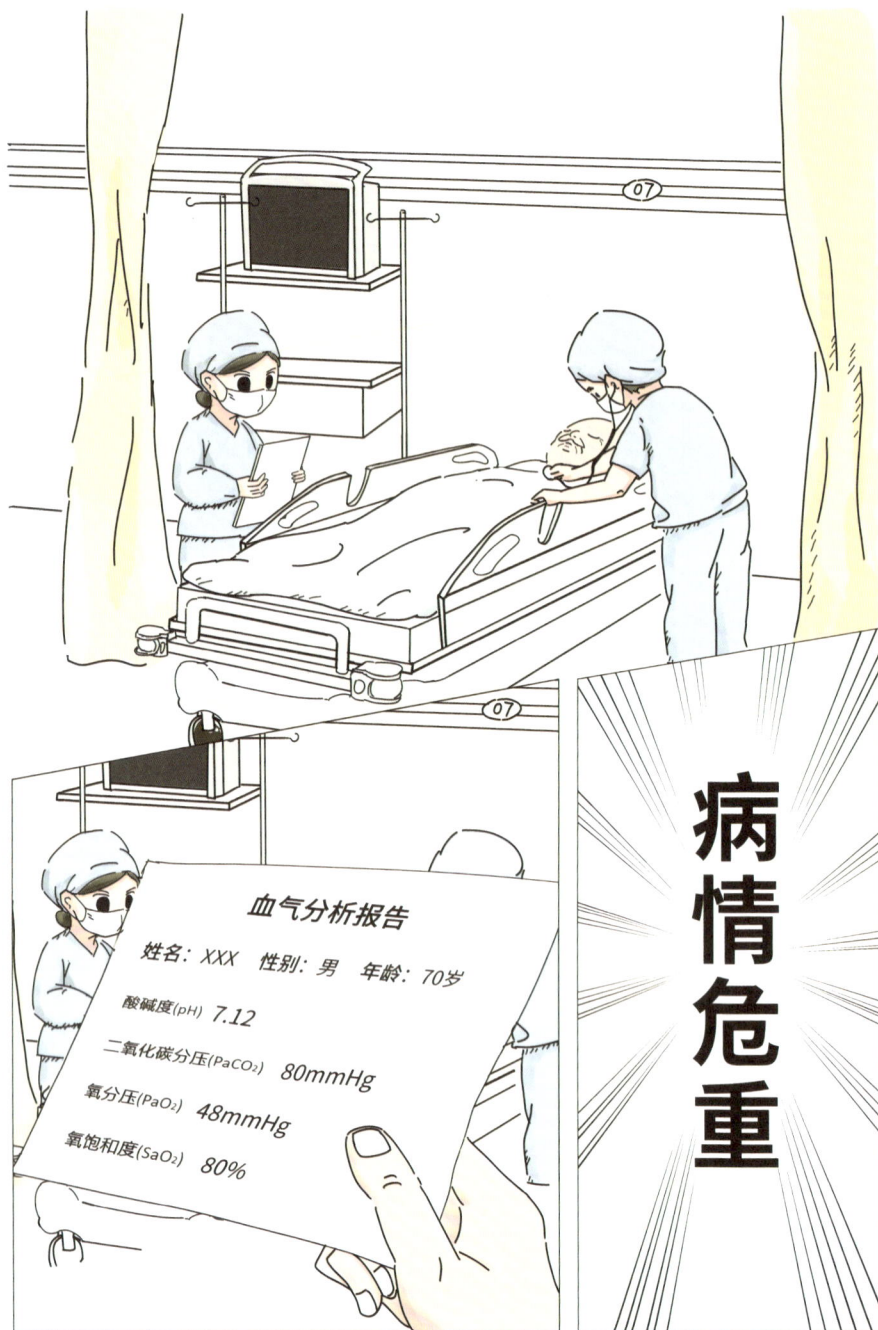

血气分析报告

姓名：XXX　性别：男　年龄：70岁

酸碱度(pH) 7.12

二氧化碳分压($PaCO_2$) 80mmHg

氧分压(PaO_2) 48mmHg

氧饱和度(SaO_2) 80%

病情危重

抢救室

患者病情危重，血气分析提示呼吸衰竭，需要立即气管插管，后面转入ICU进一步治疗。

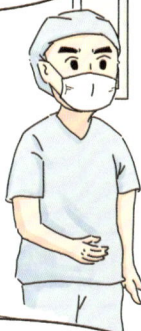

这么严重，气管插管有风险吗？我听别人说一旦转入ICU，好像基本出不来了。

气管插管是紧急措施，为了更好地帮助老爷子改善缺氧状态。如果后面病情好转，可以拔除气管插管，转出ICU。

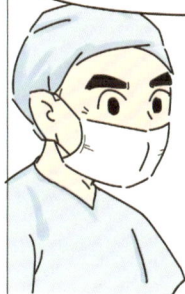

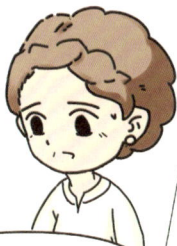

那好的，我们同意气管插管。

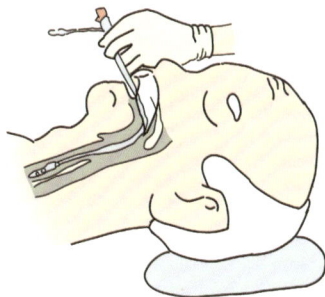

气管插管示意

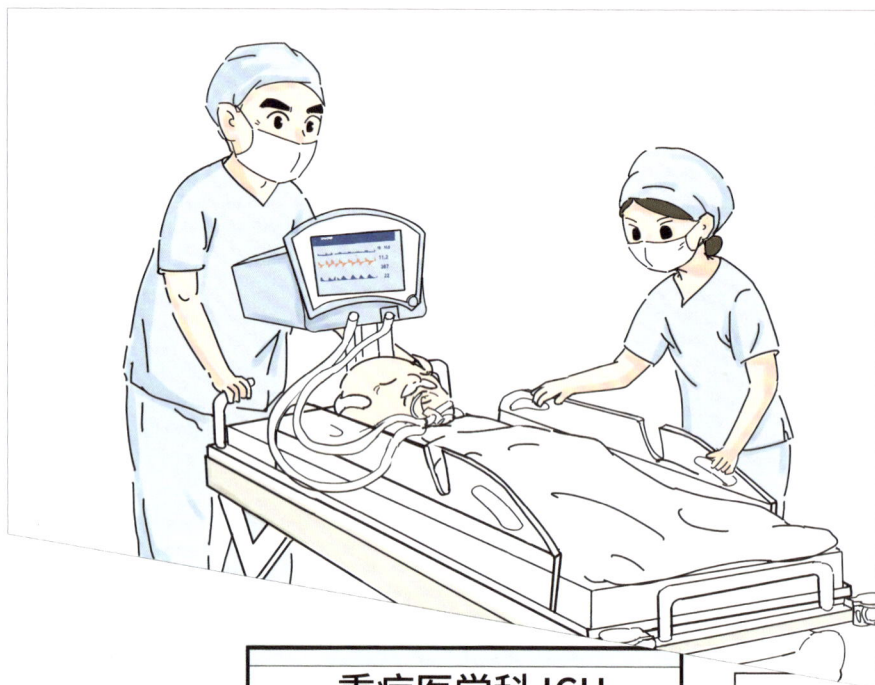

重症医学科 ICU

探视小贴士

探视时间 15:00—15:30

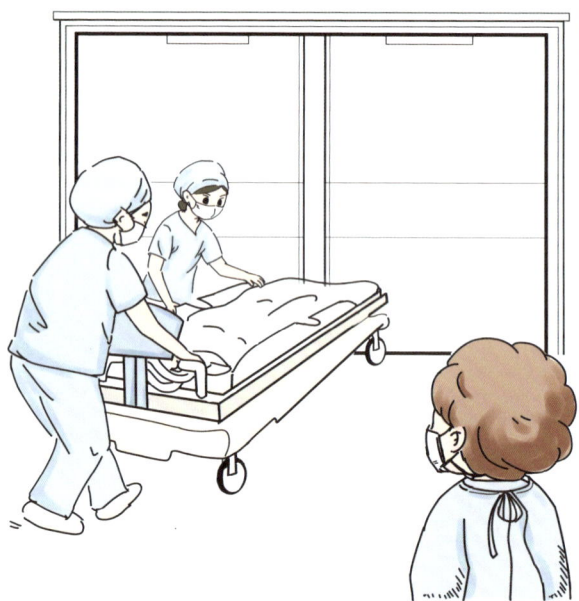

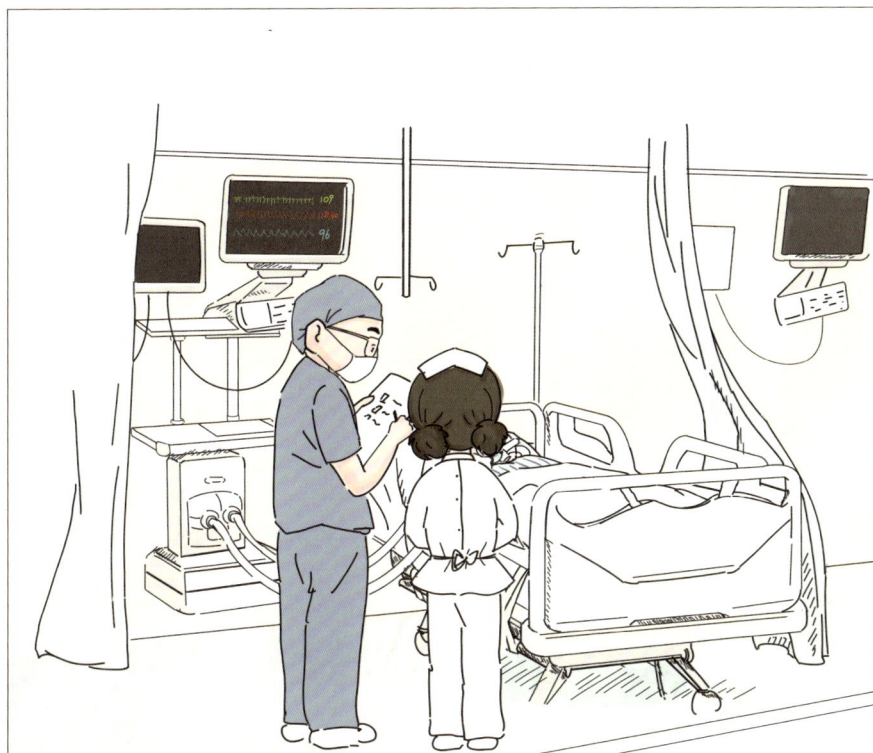

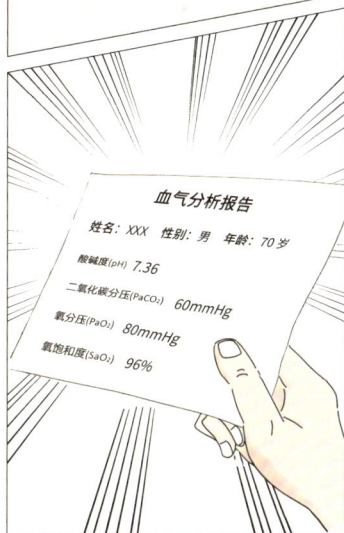

血气分析报告

姓名：XXX 性别：男 年龄：70岁

酸碱度(pH) 7.36

二氧化碳分压(PaCO₂) 60mmHg

氧分压(PaO₂) 80mmHg

氧饱和度(SaO₂) 96%

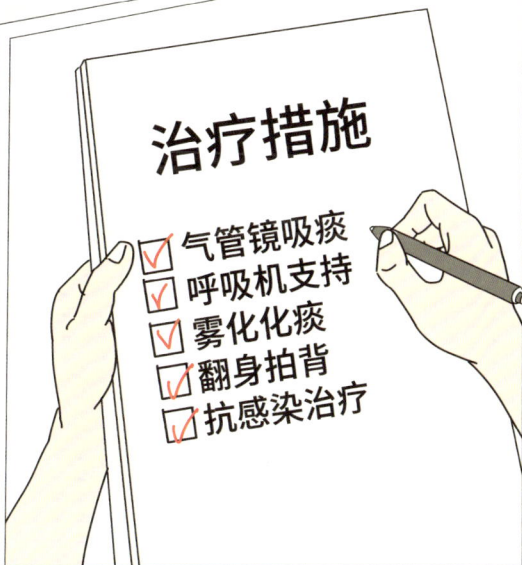

治疗措施

- ☑ 气管镜吸痰
- ☑ 呼吸机支持
- ☑ 雾化化痰
- ☑ 翻身拍背
- ☑ 抗感染治疗

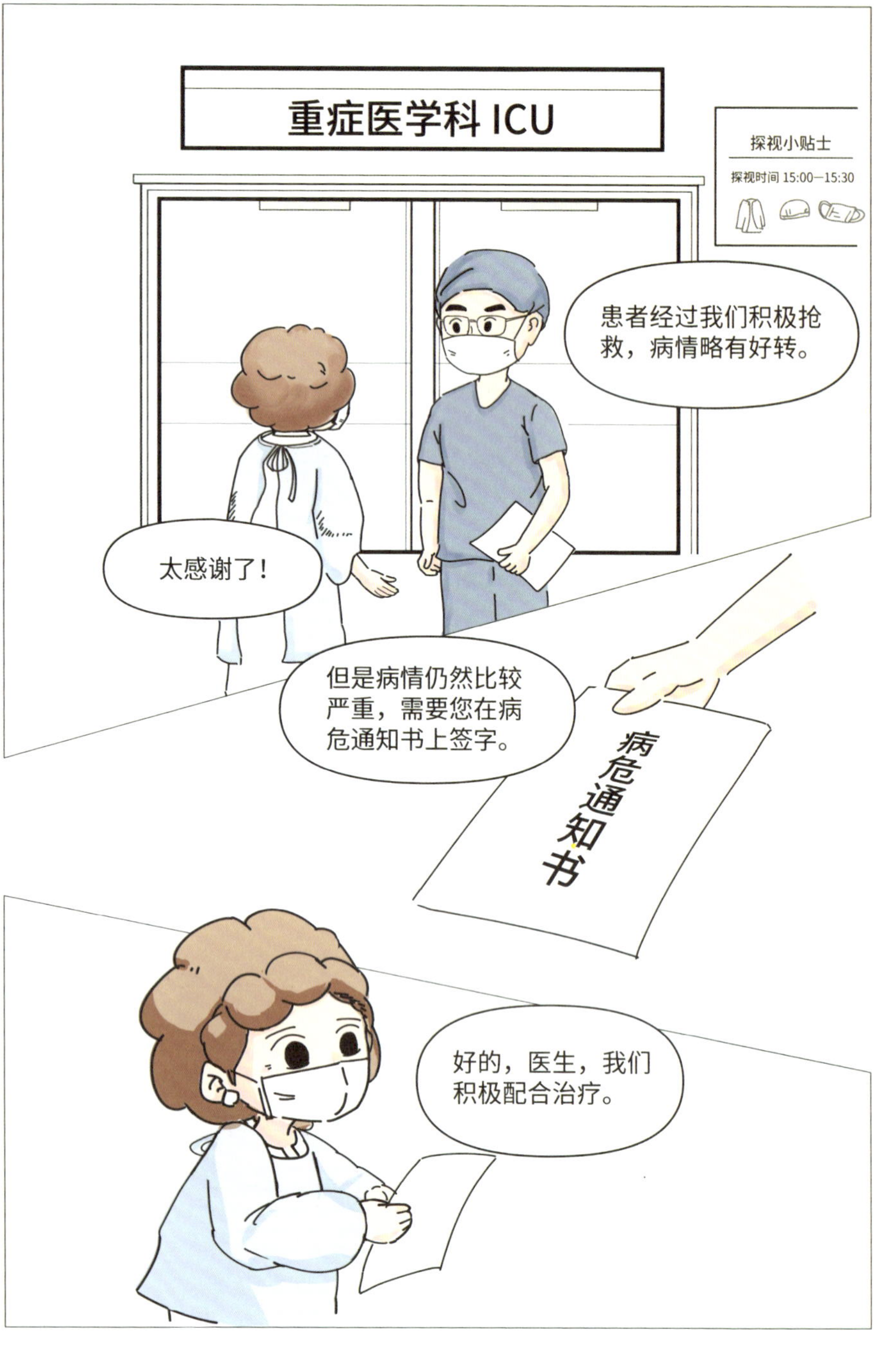
重症医学科 ICU
探视小贴士
探视时间 15:00—15:30
患者经过我们积极抢救，病情略有好转。
太感谢了！
但是病情仍然比较严重，需要您在病危通知书上签字。
病危通知书
好的，医生，我们积极配合治疗。

哪些疾病患者
需要转入ICU治疗？

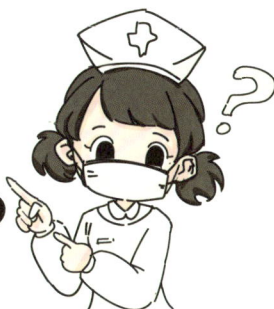

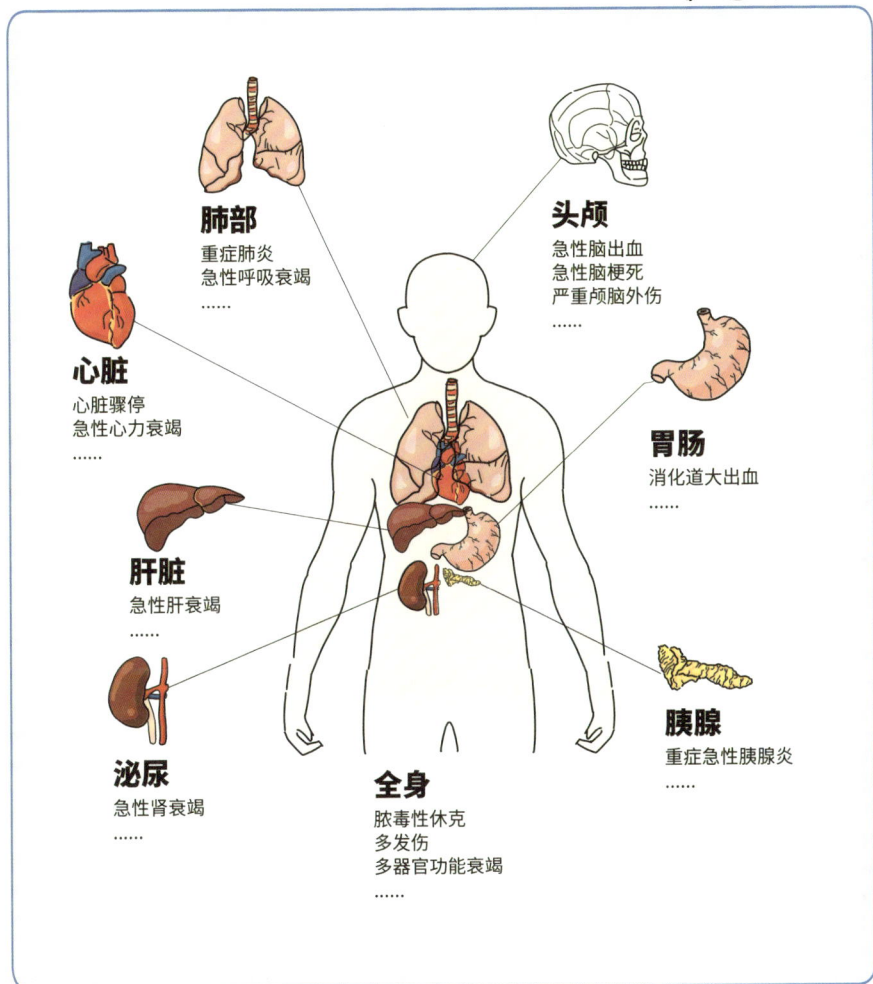

肺部
重症肺炎
急性呼吸衰竭
……

头颅
急性脑出血
急性脑梗死
严重颅脑外伤
……

心脏
心脏骤停
急性心力衰竭
……

胃肠
消化道大出血
……

肝脏
急性肝衰竭
……

胰腺
重症急性胰腺炎
……

泌尿
急性肾衰竭
……

全身
脓毒性休克
多发伤
多器官功能衰竭
……

ICU收治指征

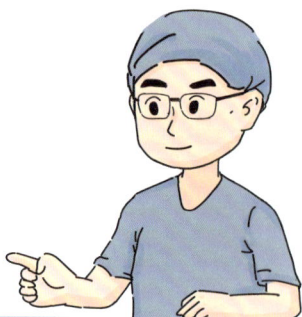

一、经ICU救治，在短期内可获得康复的急性、可逆、危及生命的器官功能不全患者

李同学在放学途中不慎发生车祸，身上多处骨折，出血严重，被紧急送至医院后收治ICU。

老刘喜欢吃大鱼大肉，最近暴饮暴食后突发严重腹痛，到医院检查确诊重症急性胰腺炎，住进ICU。

秦大爷有多年胃溃疡病史，未经正规治疗。某日吃饭后，秦大爷出现呕血、解黑便，感到头晕、无力，到医院确诊为消化道大出血，收入ICU。

二、在ICU监护和治疗可降低死亡风险的患者

肝胆外科在手术室给小刘行肝移植手术，术中小刘出现休克，术后转入ICU。

83岁王大爷术前营养不良，某日做小腿骨折手术，术后转入ICU监护。

三、慢性器官功能不全急性加重且危及生命，经过ICU积极治疗，可恢复原有状态的患者

刘奶奶偏瘫卧床多年，进食时不小心误吸后发生重症肺炎，气管插管并转入ICU治疗。

第 2 章

为什么
要签那么多字？

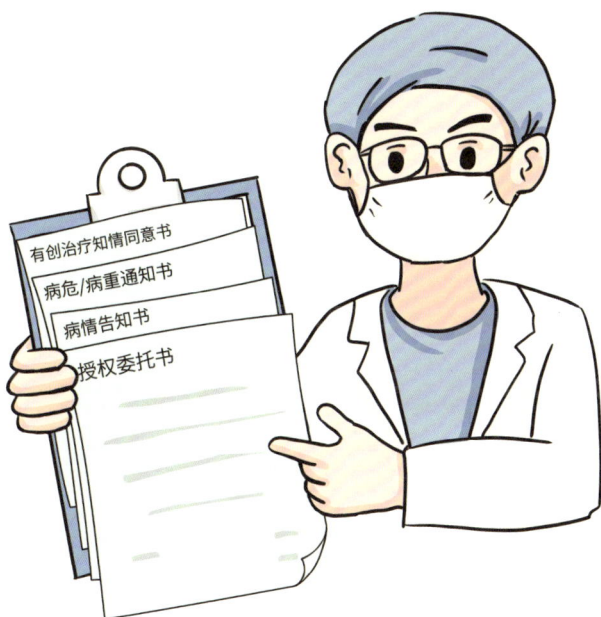

有创治疗知情同意书

病危/病重通知书

病情告知书

授权委托书

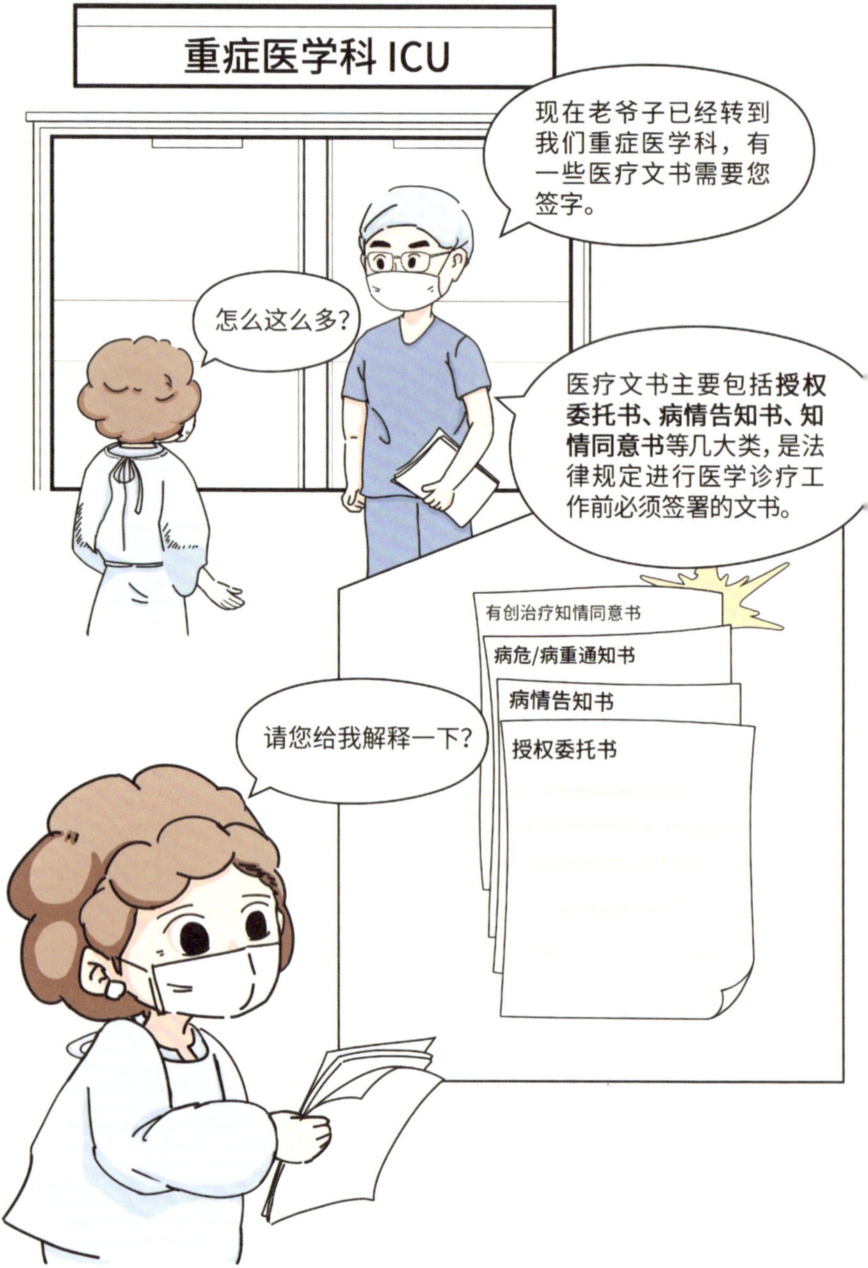

重症医学科 ICU
现在老爷子已经转到我们重症医学科，有一些医疗文书需要您签字。
怎么这么多?
医疗文书主要包括授权委托书、病情告知书、知情同意书等几大类，是法律规定进行医学诊疗工作前必须签署的文书。
有创治疗知情同意书
病危/病重通知书
病情告知书
授权委托书
请您给我解释一下?

重症医学科 ICU

这是授权委托书。因患者在气管插管、镇静治疗中不具备完全民事行为能力，您是他的法定代理人，所以在整个治疗期间需要您代替他签署医疗文书。

授权委托书

授权委托书

姓名：——————
关系：——————
身份证号码：——————
住址：——————
联系方式：——————

注释

授权委托书：指在患者因疾病无法自行处理医疗事务时，授权他人代表自己进行医疗决策的法律文件，通常由直系亲属签署。

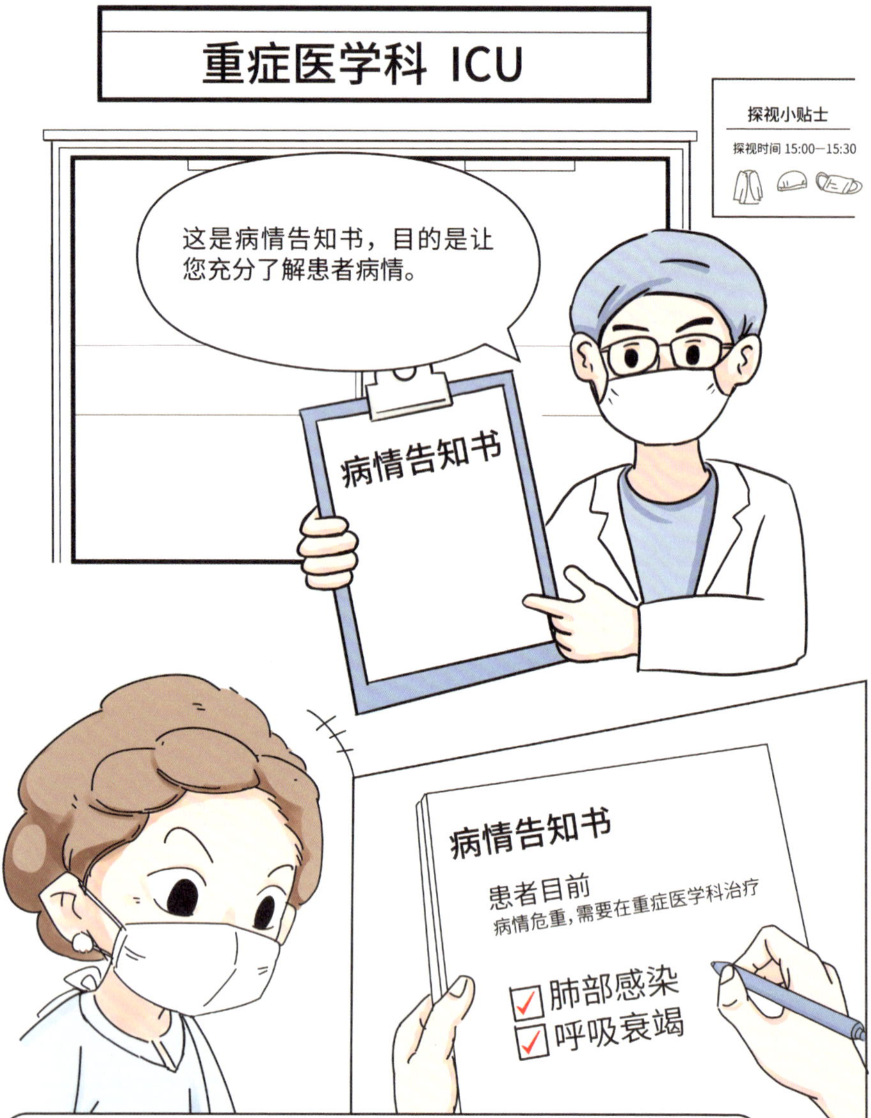

注释

病情告知书：

①告知患者病情；②告知主要医疗措施；③告知医疗风险。

重症医学科 ICU

探视小贴士

探视时间 15:00—15:30

为什么要签那么多字？

现在要签署的是知情同意书。

知情同意书

知情同意书

1. 有创治疗知情同意书
（气管插管、支气管镜、深静脉置管、连续性血液净化、穿刺引流术等）

2. 输血/血液制品治疗同意书

3. 大剂量/长疗程激素治疗同意书

4. 静脉血栓栓塞症预防治疗同意书

5. 自费（药物、耗材、检查等）同意书

6. ……

注释

知情同意书: 指患者或法定代理人在充分了解医疗措施、可能的风险及受益后，自愿同意接受治疗的书面证明。

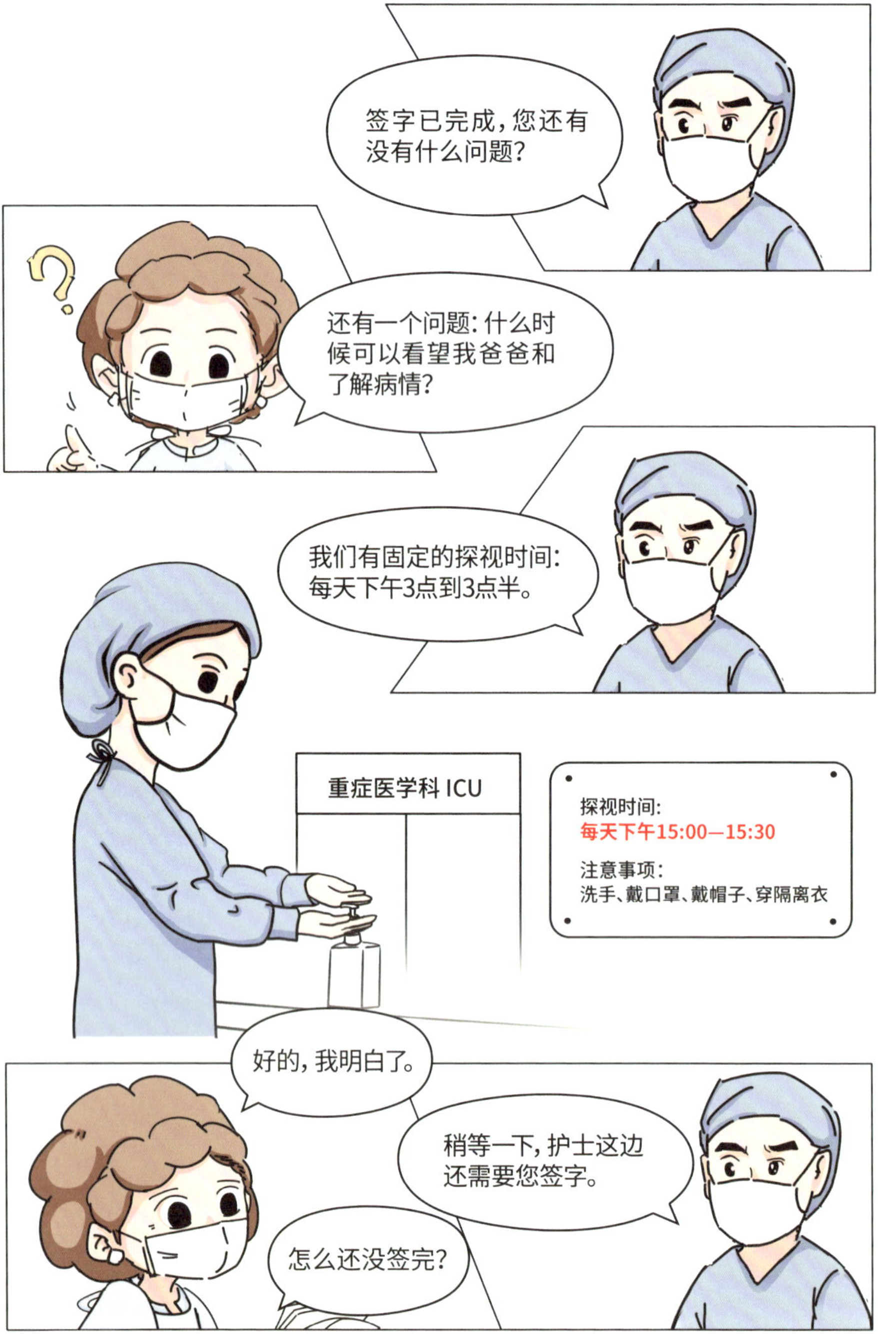

签字已完成，您还有没有什么问题？
还有一个问题：什么时候可以看望我爸爸和了解病情？
我们有固定的探视时间：每天下午3点到3点半。
重症医学科 ICU
探视时间：
每天下午15:00—15:30
注意事项：
洗手、戴口罩、戴帽子、穿隔离衣
好的，我明白了。
稍等一下，护士这边还需要您签字。
怎么还没签完？

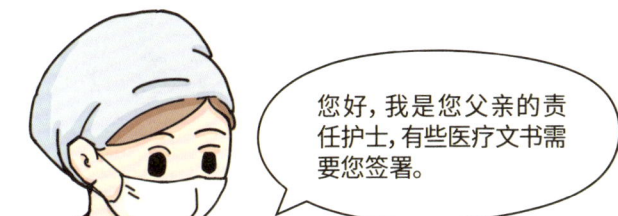

您好，我是您父亲的责任护士，有些医疗文书需要您签署。

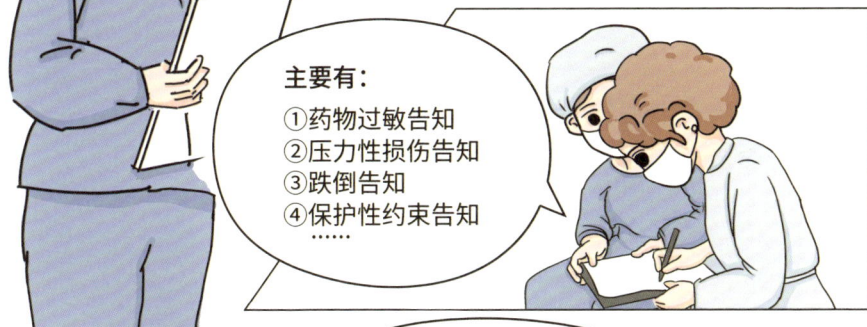

主要有：

①药物过敏告知
②压力性损伤告知
③跌倒告知
④保护性约束告知
......

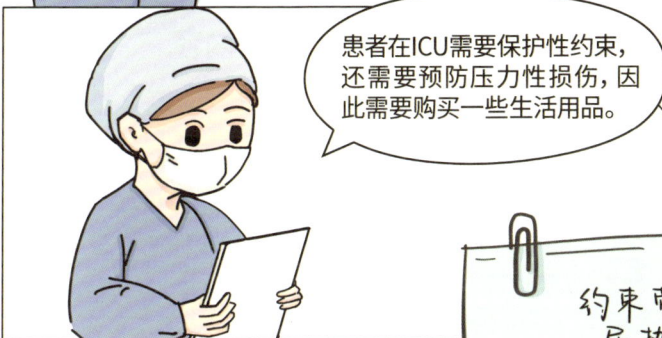

患者在ICU需要保护性约束，还需要预防压力性损伤，因此需要购买一些生活用品。

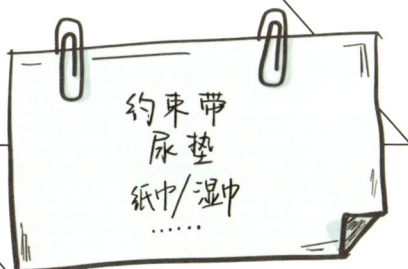

约束带
尿垫
纸巾/湿巾
......

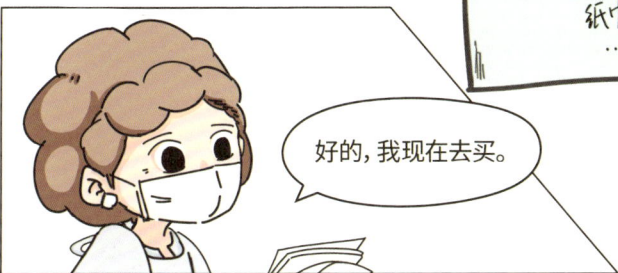

好的，我现在去买。

ICU医生文书有哪些?

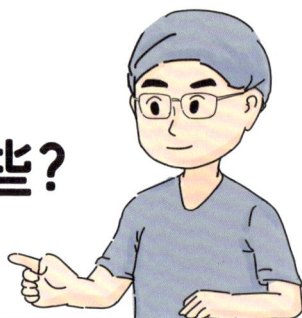

第一类: 授权委托书, 授权法定代理人为不具备完全民事行为能力的患者做出医疗决定。

第二类: 告知患者急危重症病情相关的内容, 其中最常见的是病情告知书。

第三类: 需要立即开展的治疗和操作同意书。

第四类: 患者接受护理操作有关的同意书, 例如保护性约束、压力性损伤告知等。

第 3 章

为什么
有那么多管子？

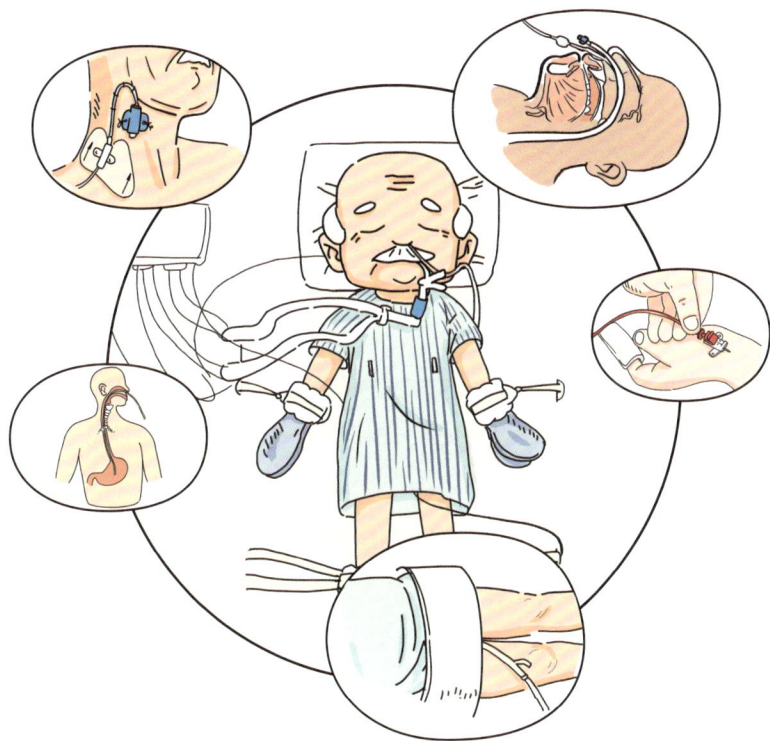

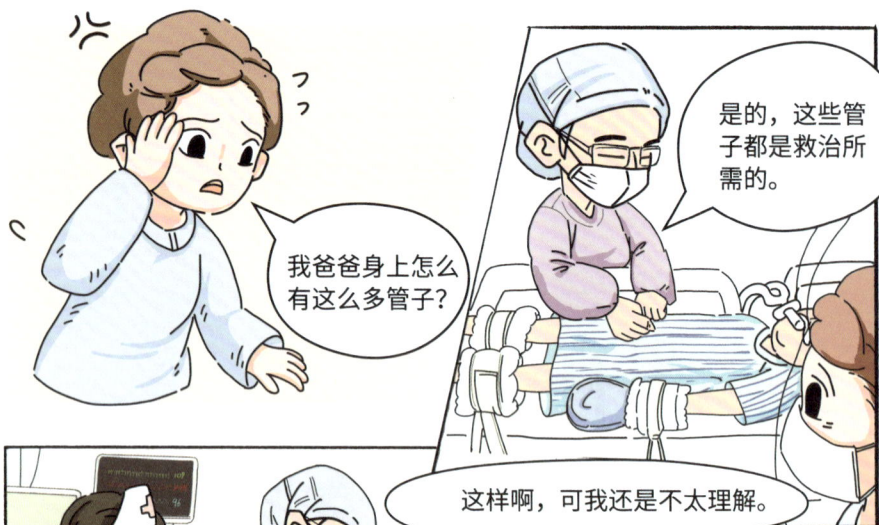

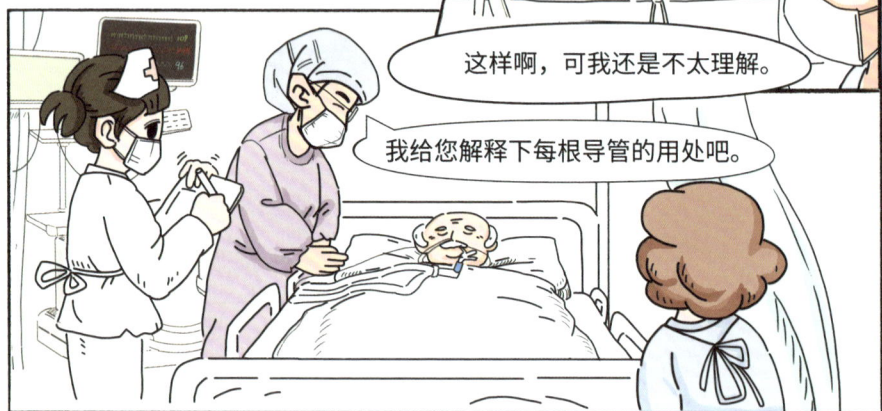

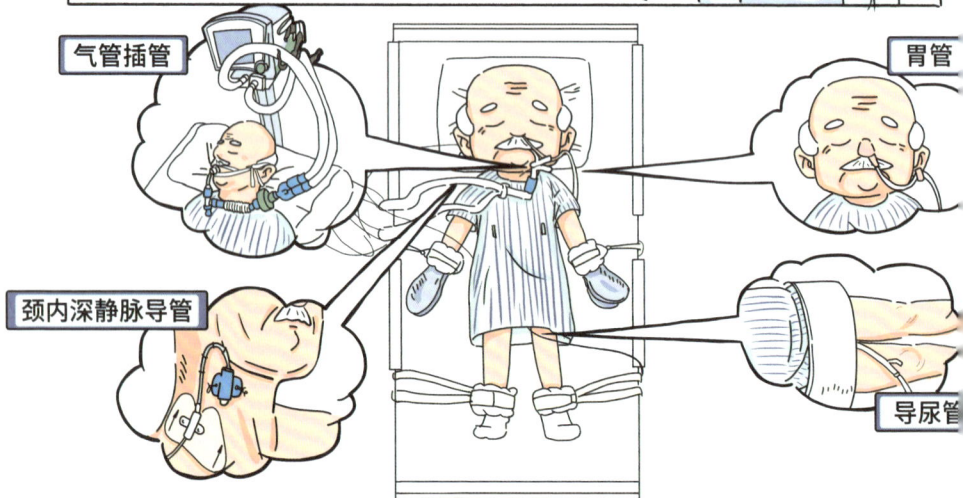

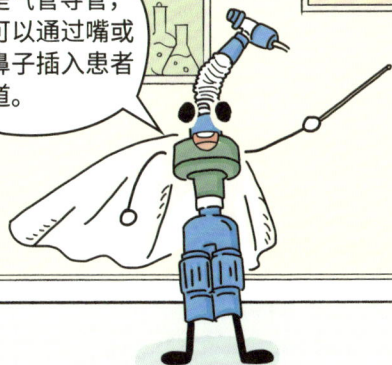

气管导管

我是气管导管，我可以通过嘴或者鼻子插入患者气道。

作用

· 辅助通气；
· 改善缺氧。

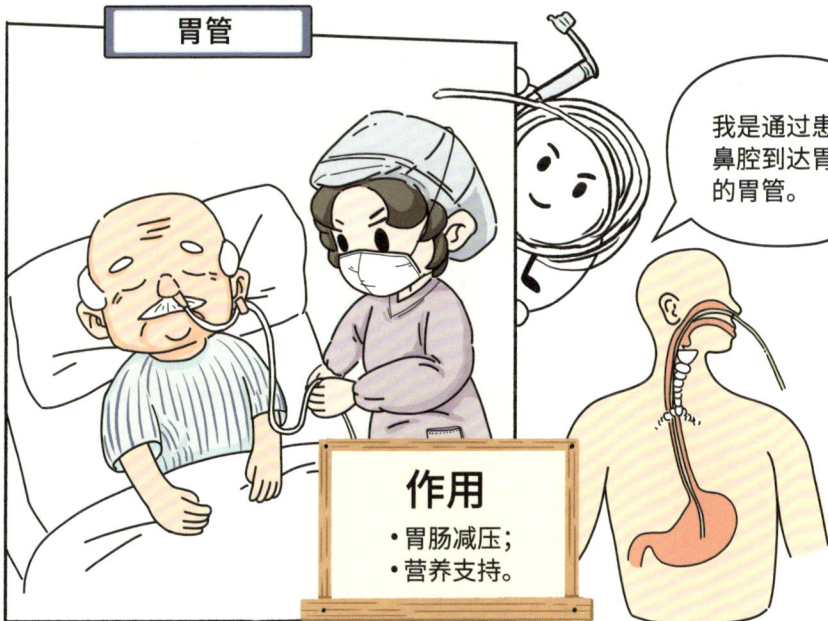

胃管

我是通过患者鼻腔到达胃部的胃管。

作用

· 胃肠减压；
· 营养支持。

为什么有那么多管子？

我是深静脉导管，可以把我放入颈内静脉、锁骨下静脉、股静脉中。

深静脉导管

作用
- 血管活性药物通道；
- 监测中心静脉压；
- 静脉营养通道。

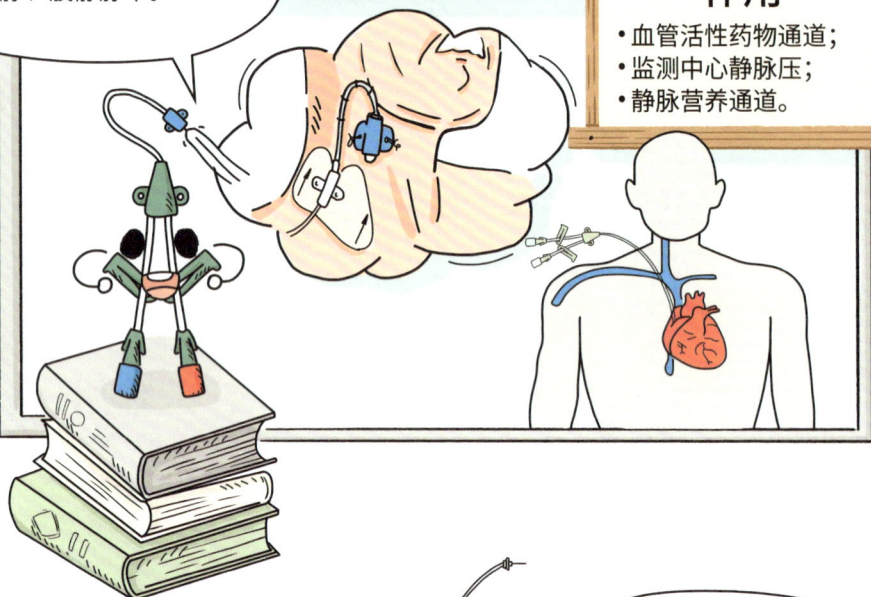

胸腔引流管

我是放置于胸膜腔内的胸腔引流管。

作用
- 引流胸腔内积血、积液和积气。

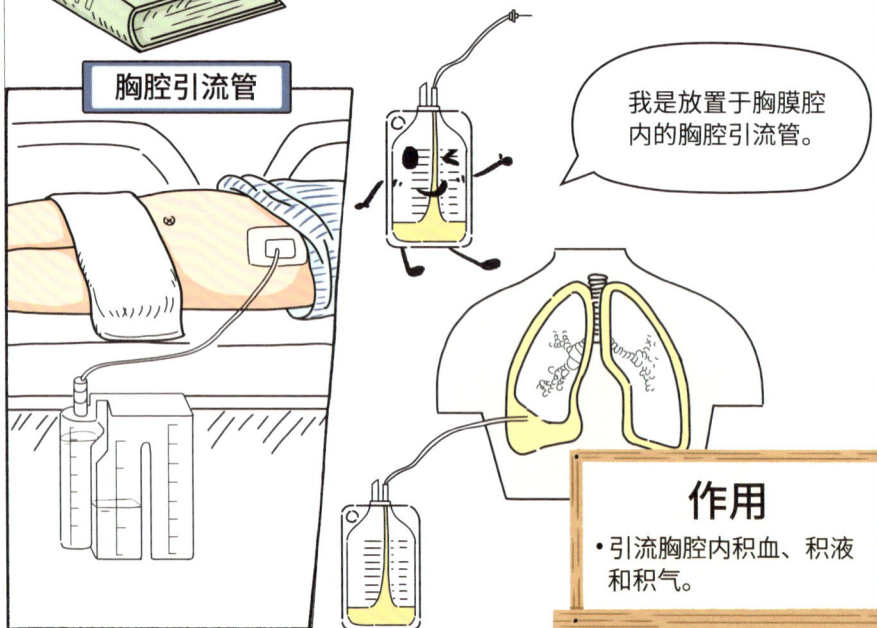

腹腔引流管

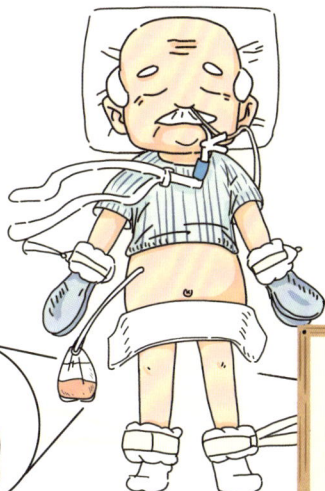

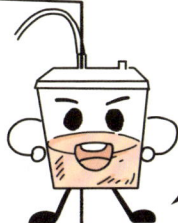

我是放置在腹腔区域的腹腔引流管。

作用

• 将腹腔内积血、积液、积脓引出。

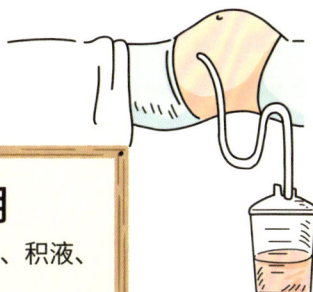

导尿管

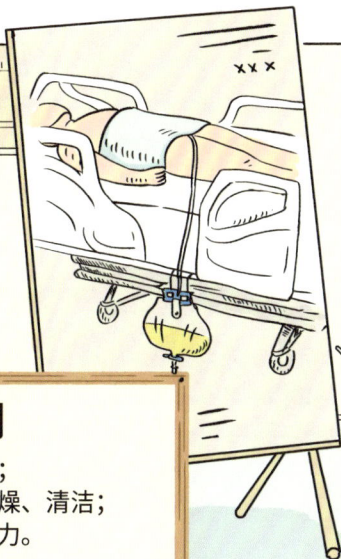

我是导尿管，大多数ICU患者需要我。

作用

• 准确记录尿量；
• 保持会阴部干燥、清洁；
• 测定腹腔内压力。

桡动脉导管

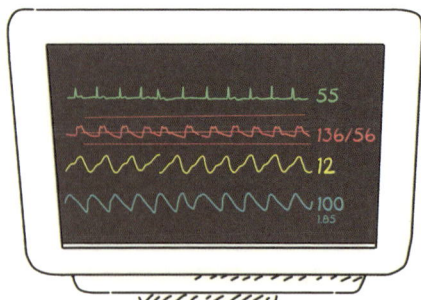

我是桡动脉导管。

作用

· 持续、动态地监测动脉血压。

血液净化导管

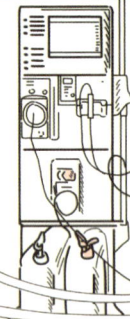

我是血液净化导管。

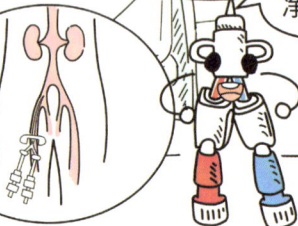

作用

· 肾脏替代治疗通道。

ICU中常见的管路

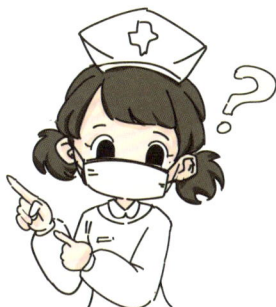

为什么有那么多管子？

支持功能管路

气管插管（经鼻插管、经口插管）
鼻饲营养管（鼻胃管、鼻空肠管）
深静脉导管（颈内静脉、锁骨下静脉、股静脉）

引流功能管路

导尿管
胸腔引流管
腹腔引流管

监测功能管路

动脉置管
深静脉导管

了解这些管路，能让患者和家属对ICU有更深入的认识，更好地配合治疗，加快患者康复。

为什么
不能一直陪着？

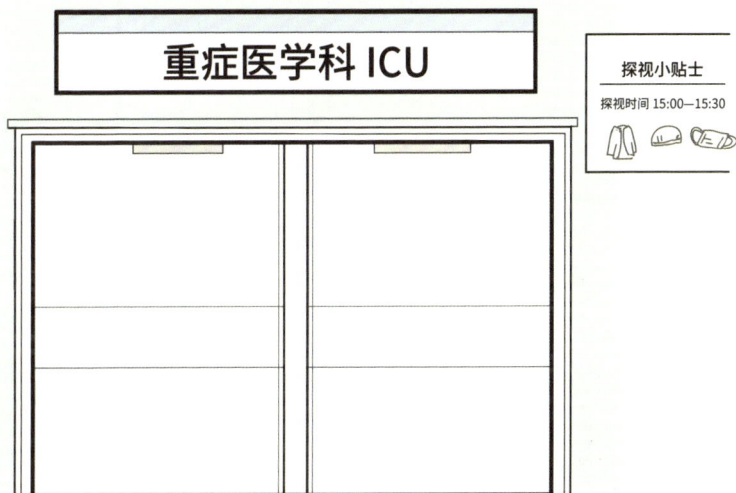

重症医学科 ICU

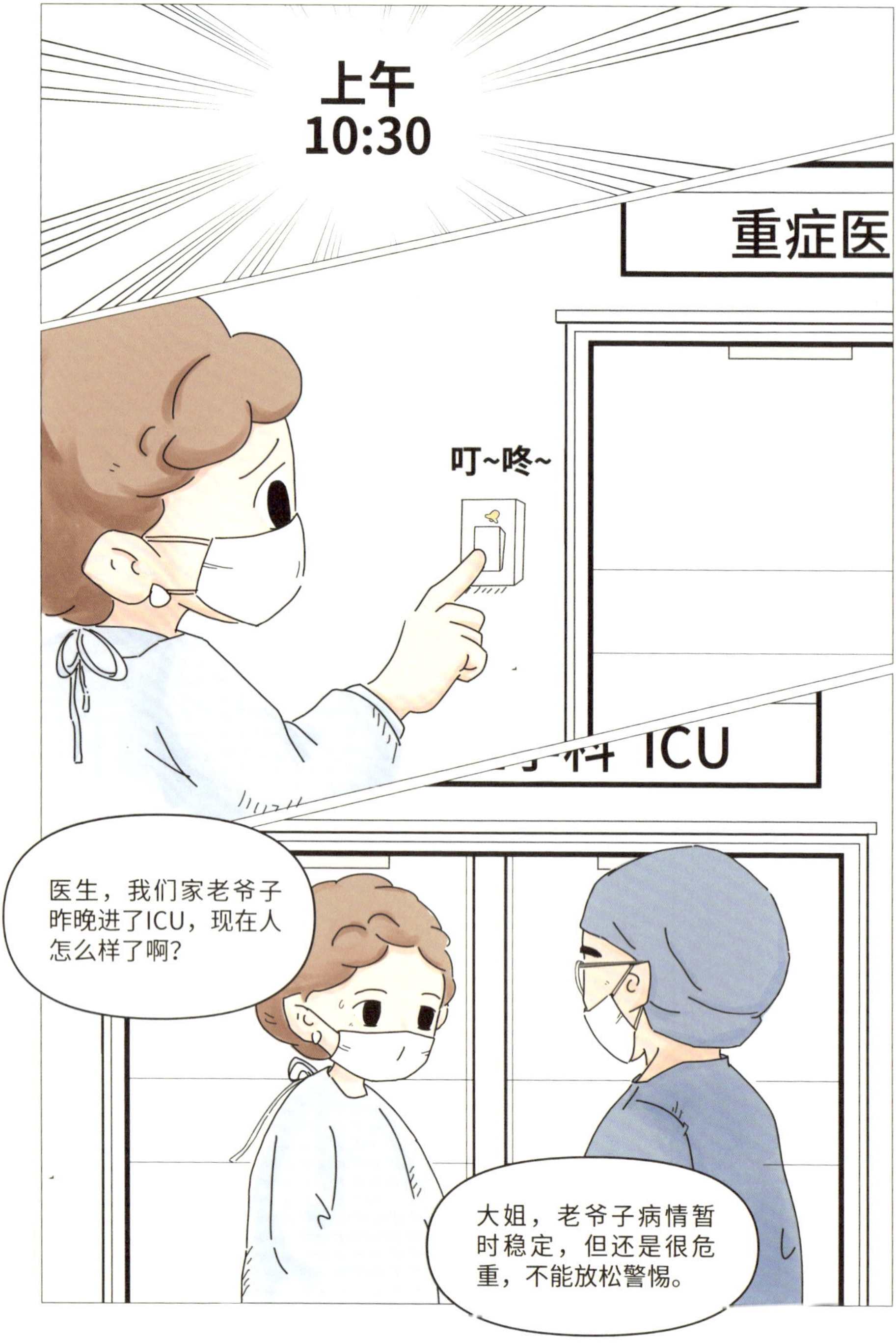
上午
10:30
重症医
科 ICU
叮~咚~
医生，我们家老爷子昨晚进了ICU，现在人怎么样了啊？
大姐，老爷子病情暂时稳定，但还是很危重，不能放松警惕。

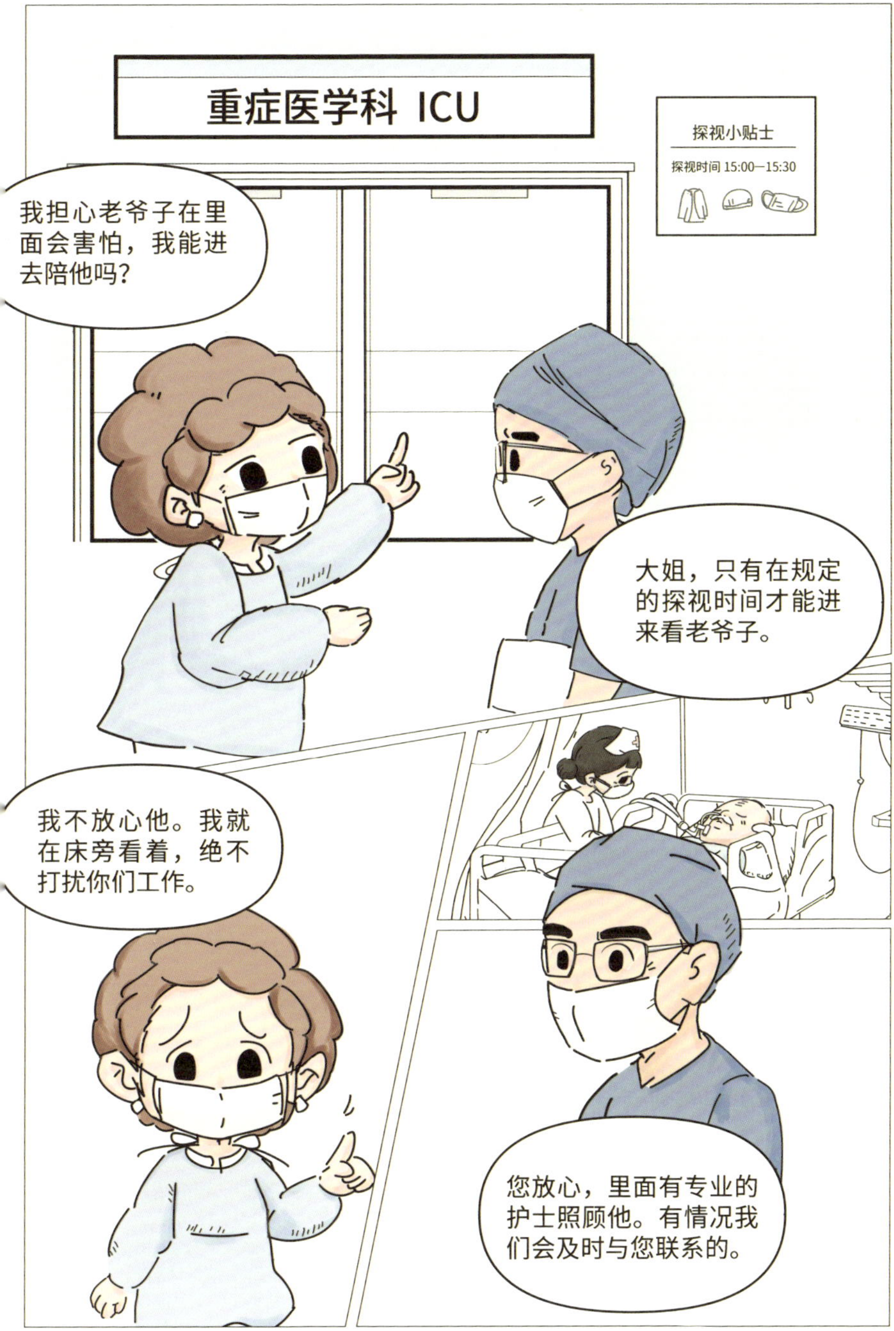
重症医学科 ICU
探视小贴士
探视时间 15:00—15:30
我担心老爷子在里面会害怕，我能进去陪他吗？
大姐，只有在规定的探视时间才能进来看老爷子。
我不放心他。我就在床旁看着，绝不打扰你们工作。
您放心，里面有专业的护士照顾他。有情况我们会及时与您联系的。

ICU收治的患者大多病情严重，免疫力低，发生感染的可能性明显高于普通病房的患者。

ICU有更严格的管理制度。

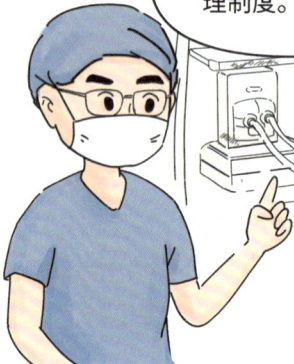

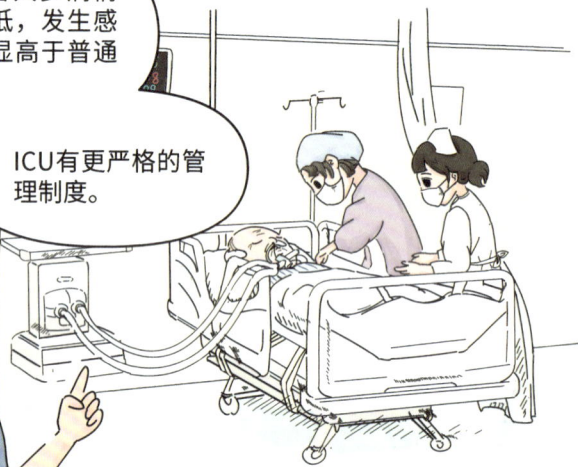

医护人员进入病房要穿统一的隔离衣，换鞋套、戴口罩、戴帽子。

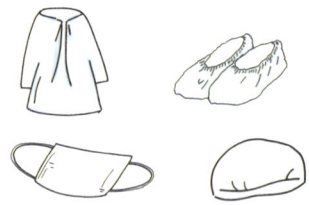

接触患者前后都必须洗手、消毒。

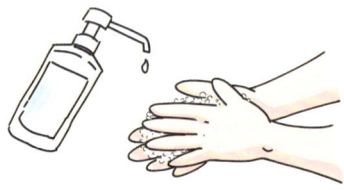

对于重症患者，需要使用许多管路和精密的仪器，这些都是患者的"护卫军"，甚至"命根子"。

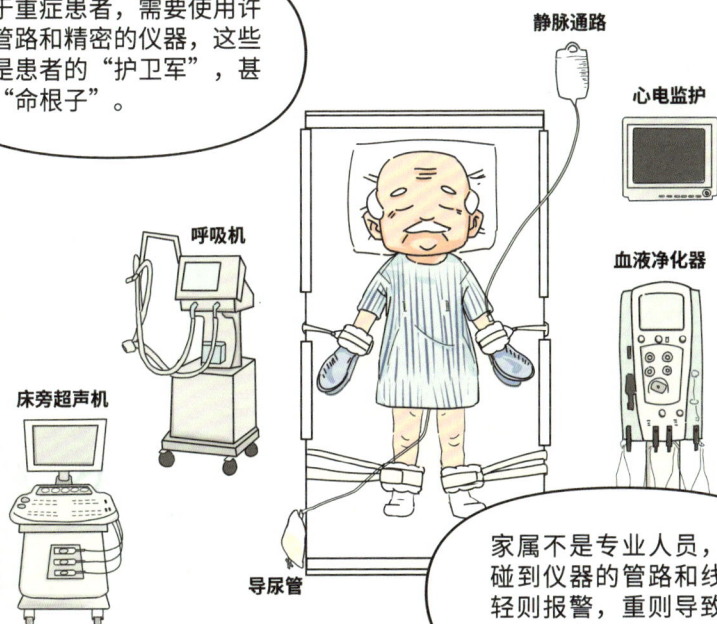

静脉通路

心电监护

呼吸机

血液净化器

床旁超声机

导尿管

家属不是专业人员，容易碰到仪器的管路和线路，轻则报警，重则导致患者出现生命危险。

ICU里还经常会出现惊心动魄的抢救场面。

家属可能经受不住这样的画面，也会在一定程度上影响医疗工作。

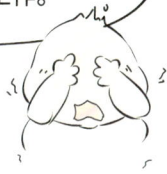

"世上最遥远的距离，不是天涯海角，而是你在门里面，我在门外面，咫尺之隔却一面难见……"

关于ICU这扇大门应该开还是关，一直是医疗界热议的话题。

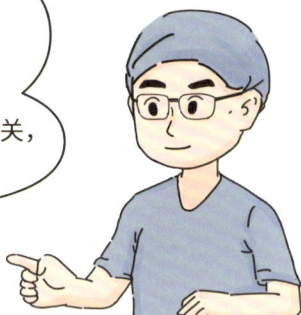

推广开放式ICU需满足的条件

患者： 病情相对稳定。

医院： 有完善的院感预防制度；
有完善的硬件设施，建立更多的单间，保护患者隐私；
有充足的医护人力资源；
加深大众对ICU的理解；
……

国内医院ICU开放探视将是一种趋势。我们相信，在不久的将来，能实现ICU"I see you"的愿望。

重症医学科 ICU

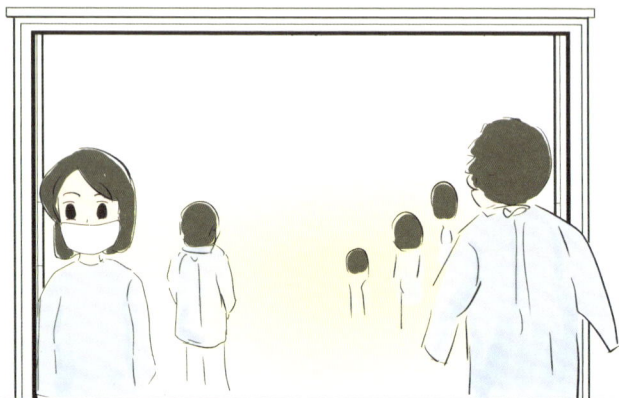

第 5 章

为什么
要被"绑"起来？

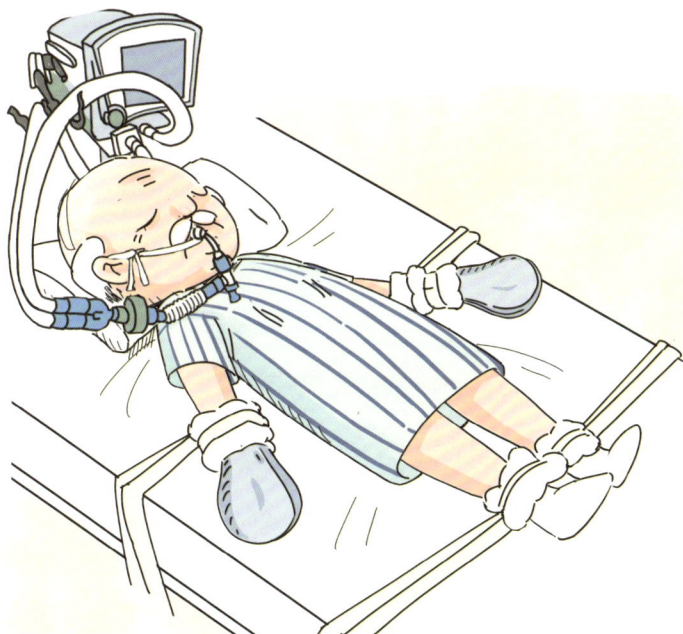

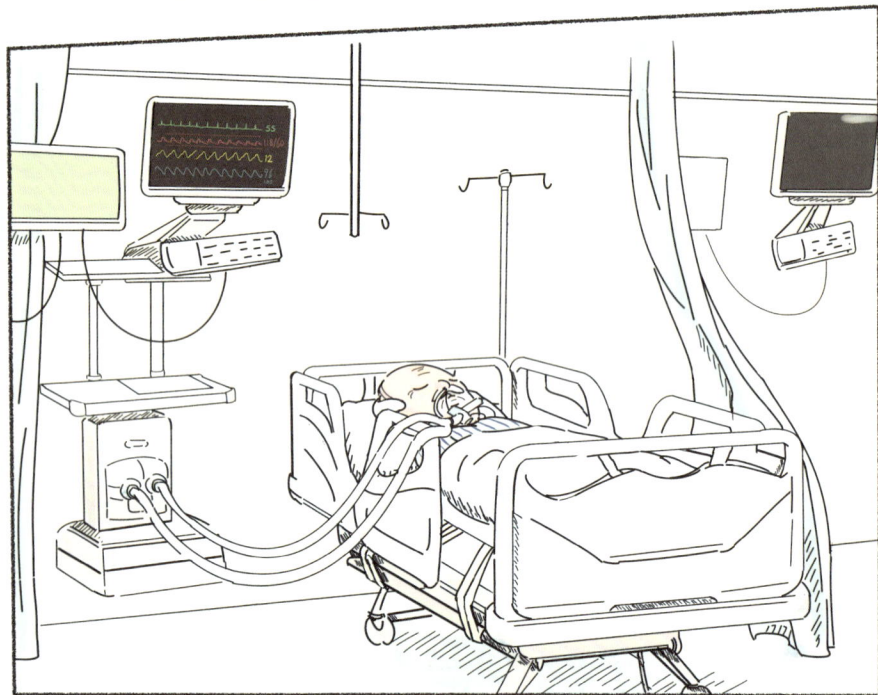

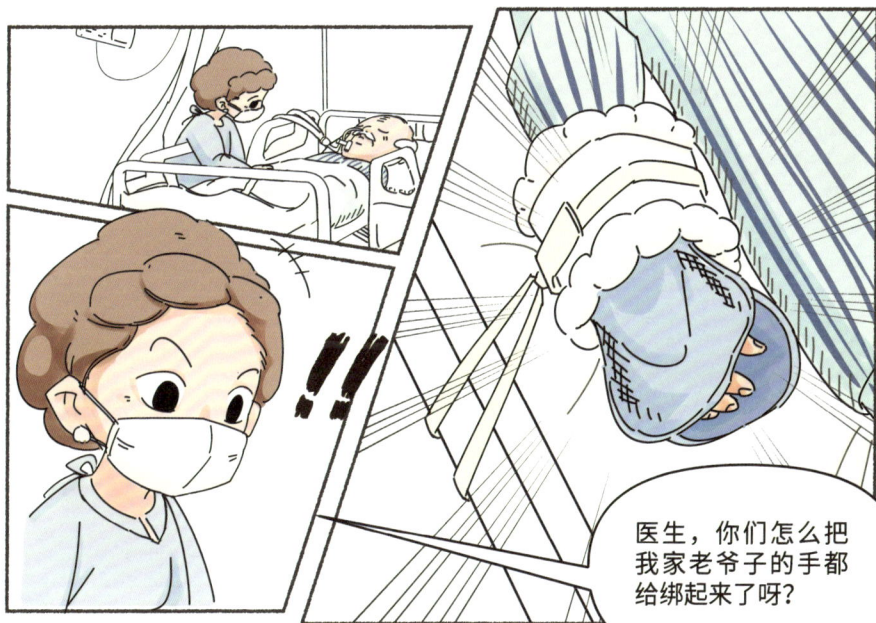

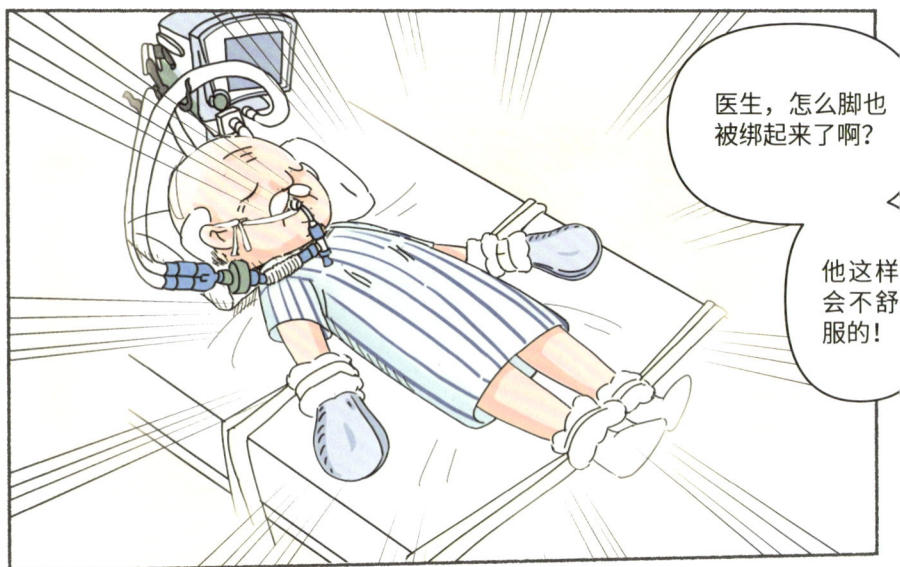

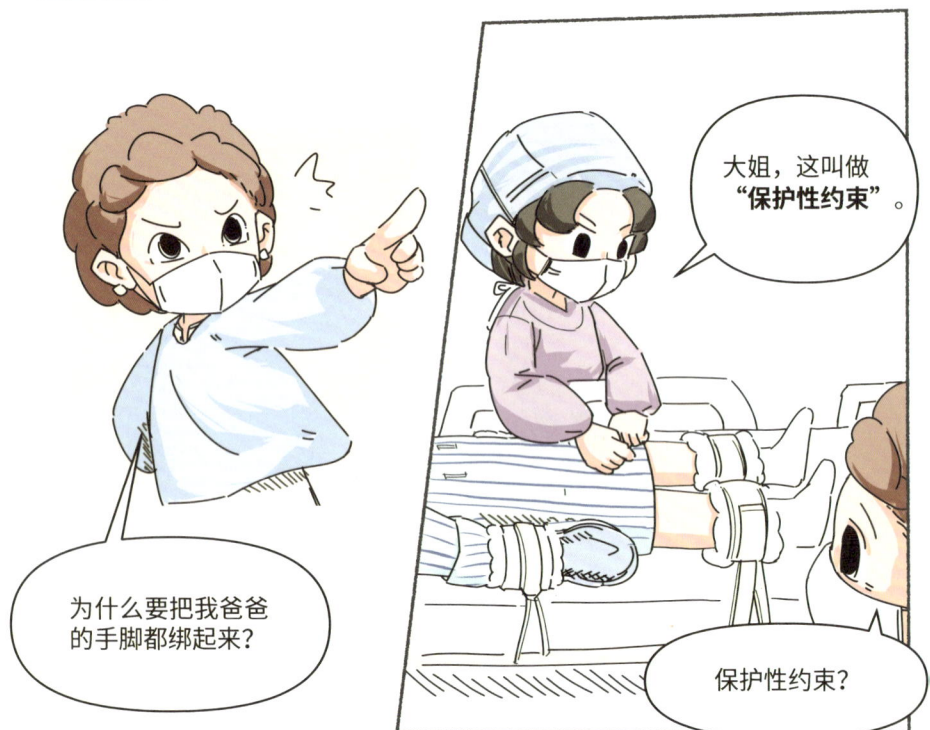

保护性约束是为了防止老爷子在意识不清醒的情况下把身上重要的管子拔掉。

如果这些管子被拔掉，会影响治疗，严重时患者会有生命危险。

这样会不会很难受？

大姐，您别担心

我们在器具约束时都会注意松紧度。

而且手腕、脚腕处都是用的海绵制品。

那会不会受伤呢？

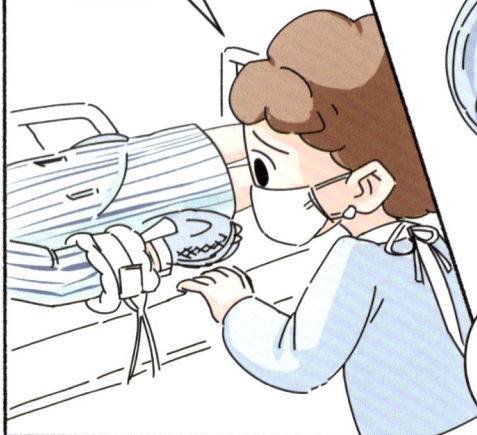

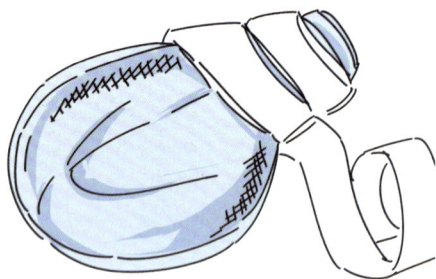

大姐，我们通常用类似"乒乓球拍"的手套给他罩起来。

但他的手指可以活动。

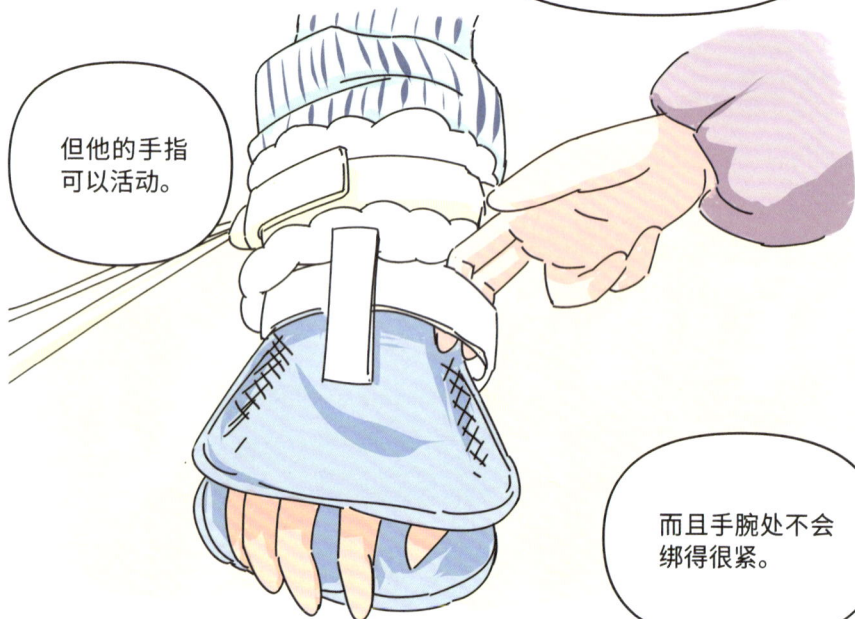

而且手腕处不会绑得很紧。

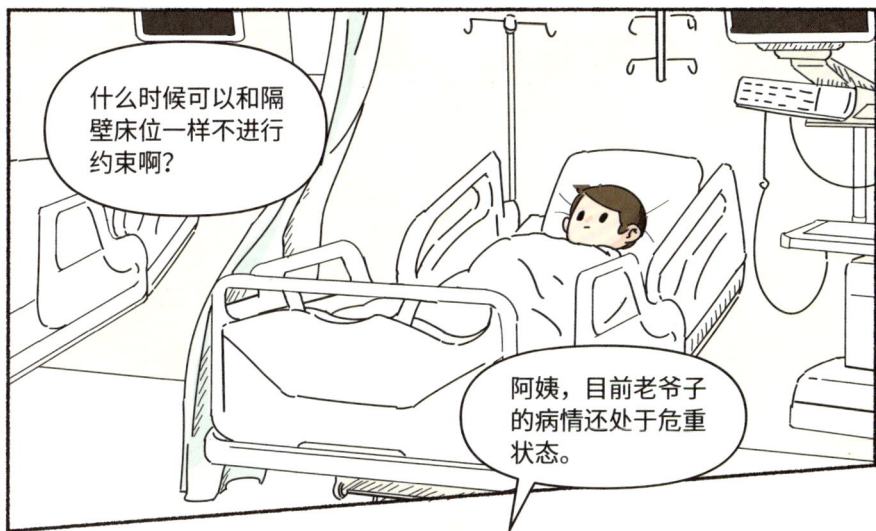

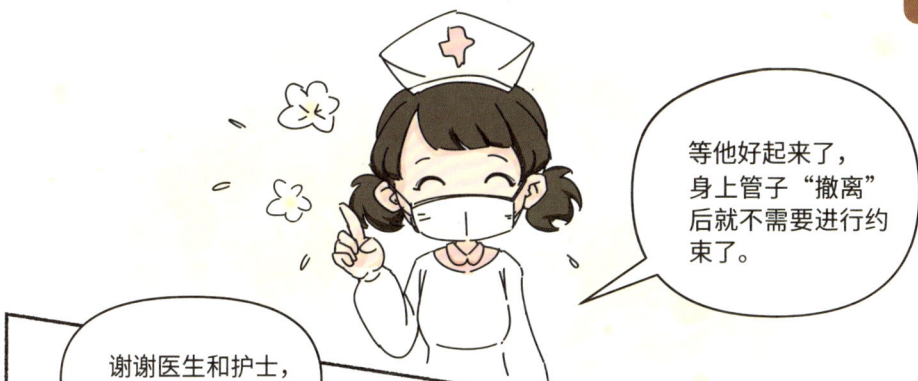

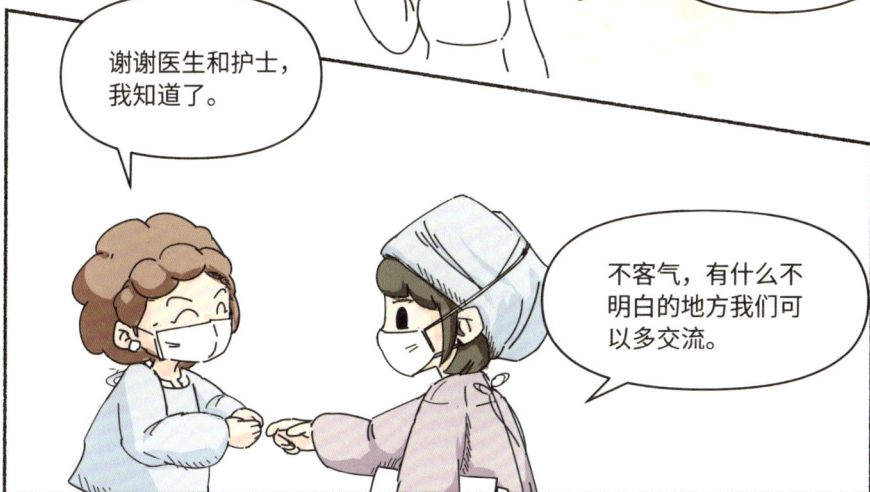

保护性约束的实施

保护性约束的实施要注意哪些事项呢?

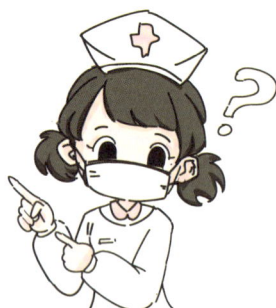

约束部位

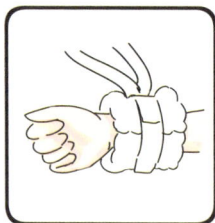

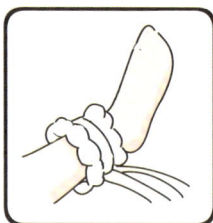

约束肢体时,被约束肢体应处于功能位,松紧度以能伸进两指为宜。

约束时间

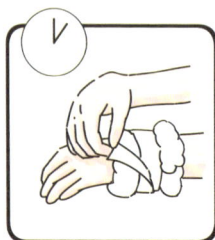

长时间被约束的部位一般需要定期松解,观察肢体血运情况、皮肤颜色、温度和皮肤完整度。

第6章

为什么
要外出检查？

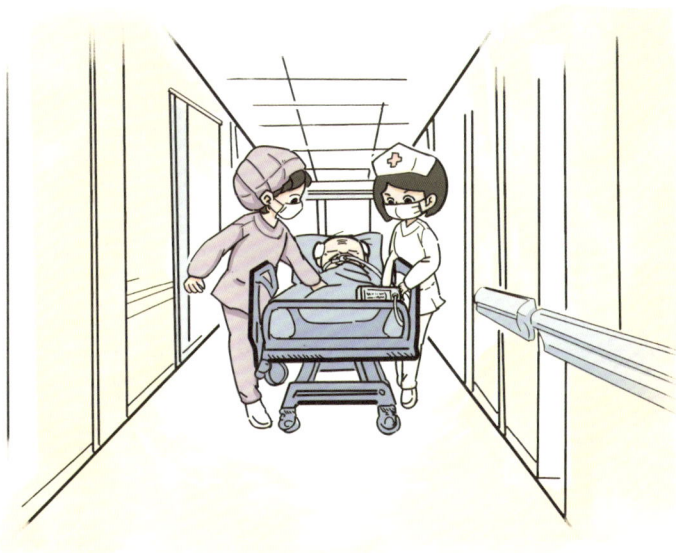

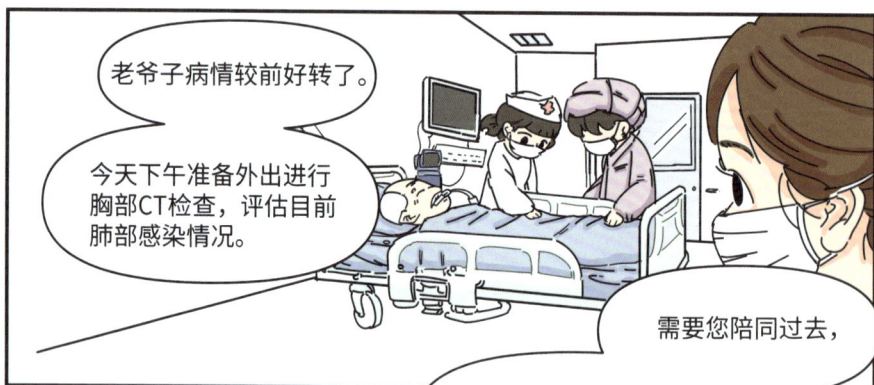

老爷子病情较前好转了。

今天下午准备外出进行胸部CT检查，评估目前肺部感染情况。

需要您陪同过去，

同时需要您签署一份外出检查告知书。

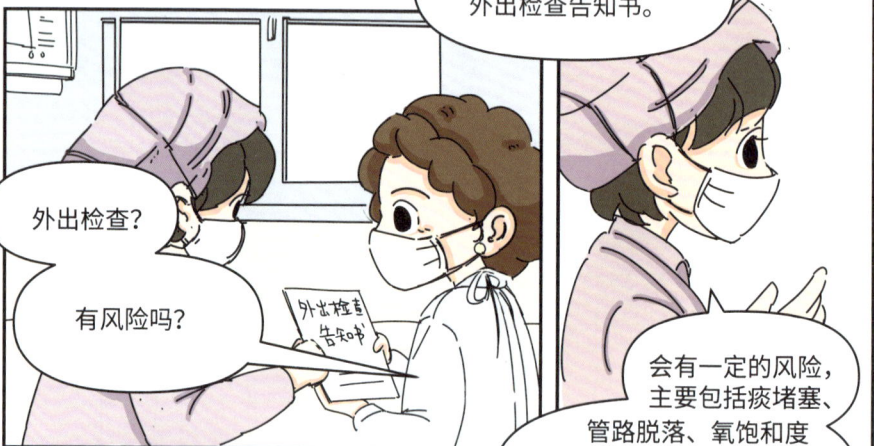

外出检查？

有风险吗？

外出检查告知书

会有一定的风险，主要包括痰堵塞、管路脱落、氧饱和度下降、血压和心率不稳定等。

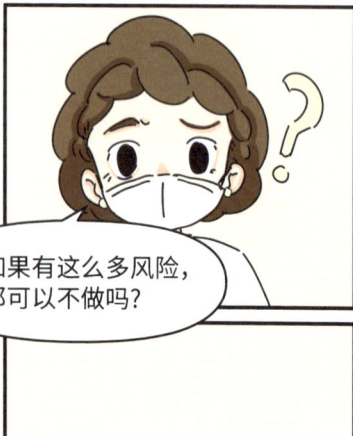

如果有这么多风险，那可以不做吗？

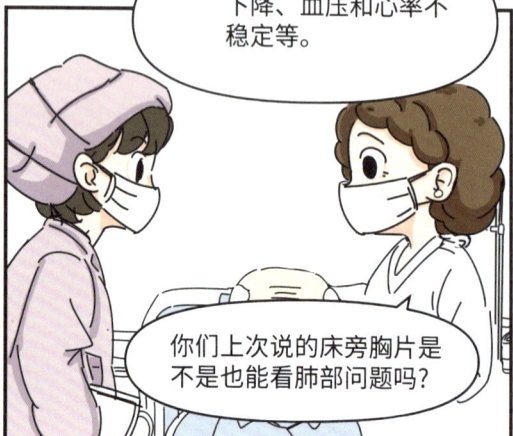

你们上次说的床旁胸片是不是也能看肺部问题吗？

床旁检查

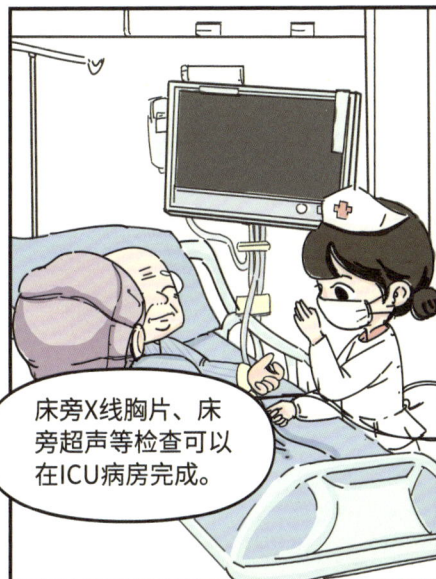

床旁X线胸片、床旁超声等检查可以在ICU病房完成。

外出检查

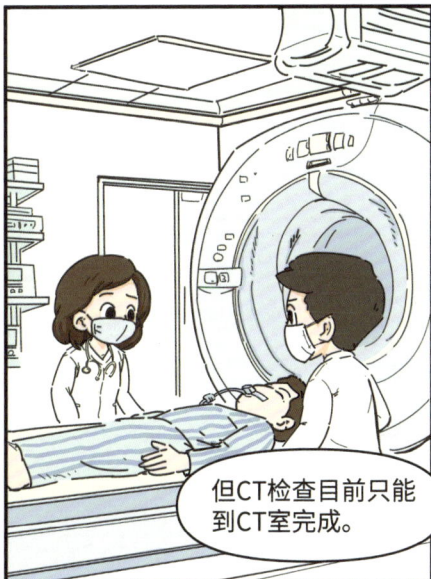

但CT检查目前只能到CT室完成。

为什么要外出检查？

X线

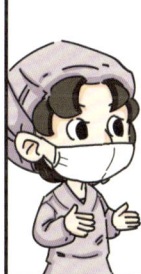

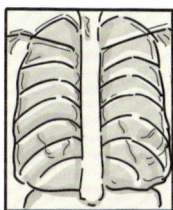

CT

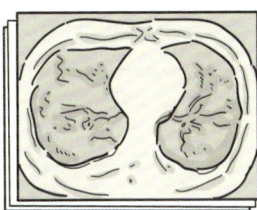

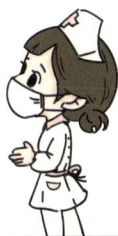

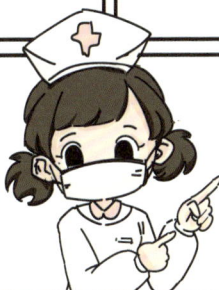

胸部CT的检查内容更详尽，更能细微地观察病变组织和结构，更有助于了解肺部情况。

CT检查的优势

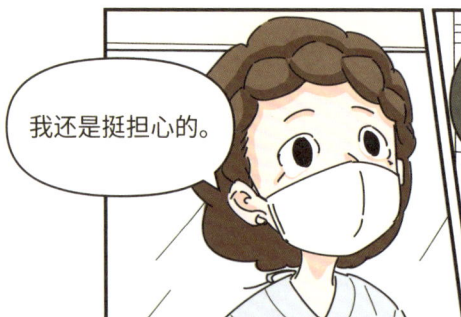

我还是挺担心的。

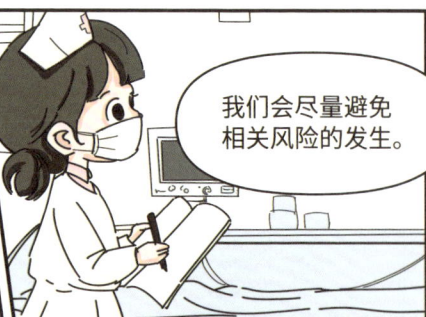

我们会尽量避免相关风险的发生。

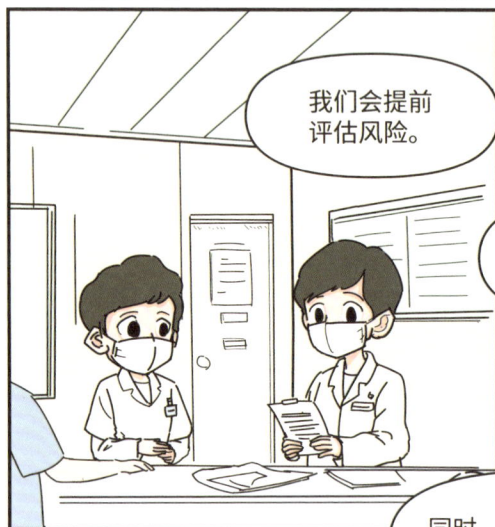

我们会提前评估风险。

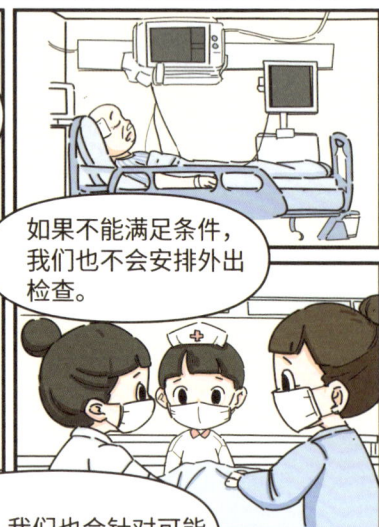

如果不能满足条件，我们也不会安排外出检查。

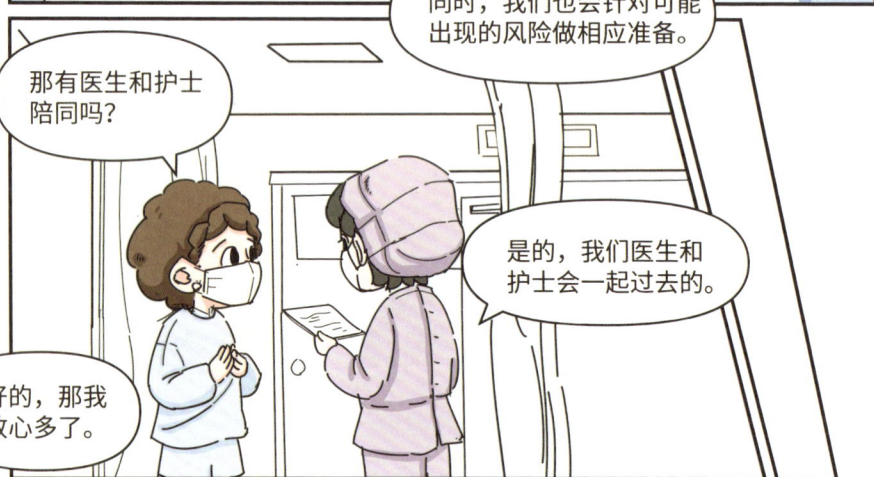

同时，我们也会针对可能出现的风险做相应准备。

那有医生和护士陪同吗？

是的，我们医生和护士会一起过去的。

好的，那我放心多了。

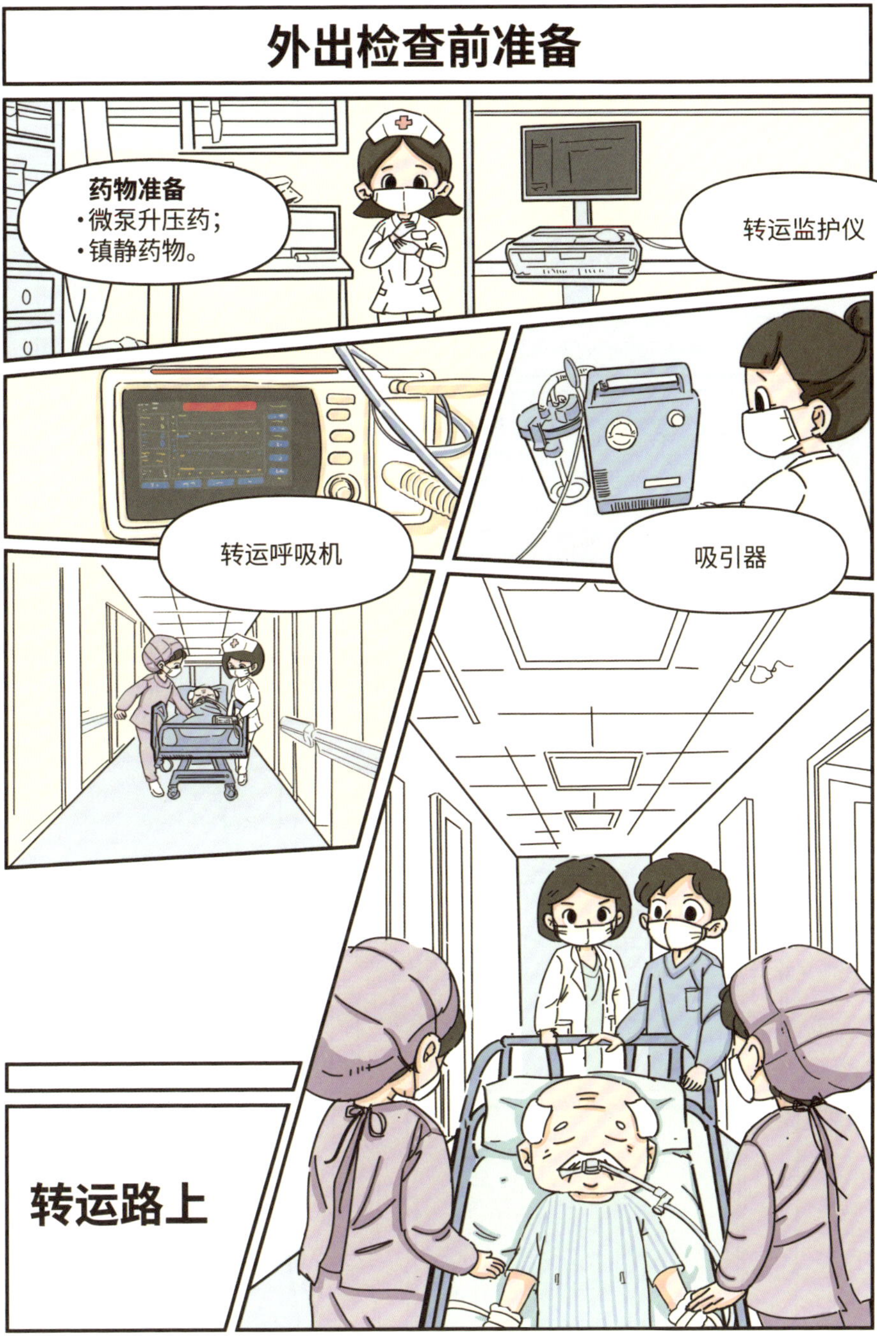
外出检查前准备
药物准备
·微泵升压药；
·镇静药物。
转运监护仪
转运呼吸机
吸引器
转运路上

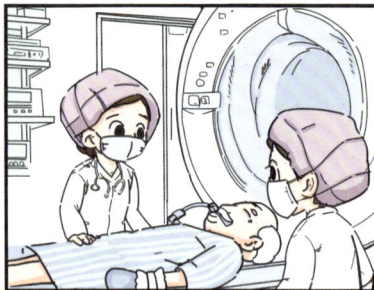

CT室

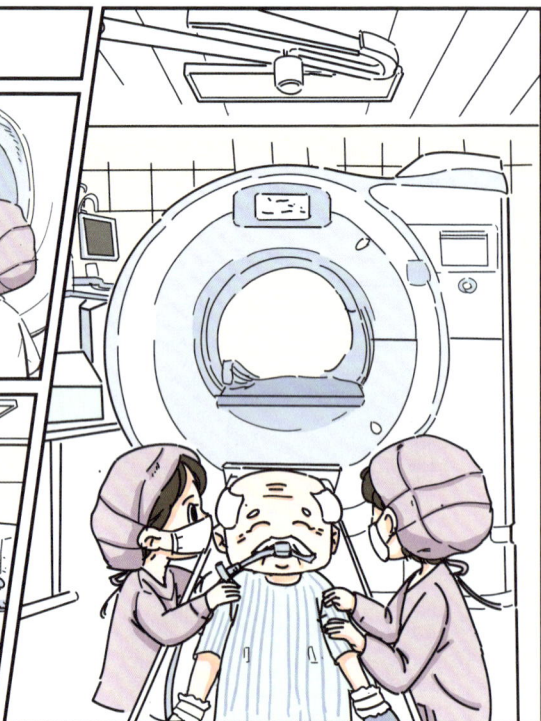

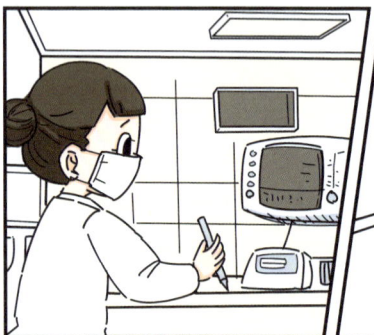

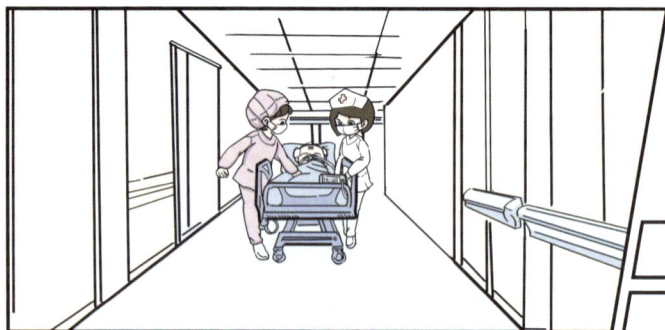

转运回ICU

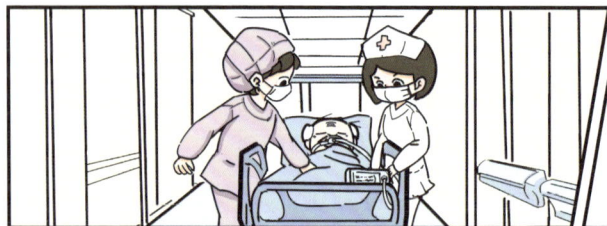

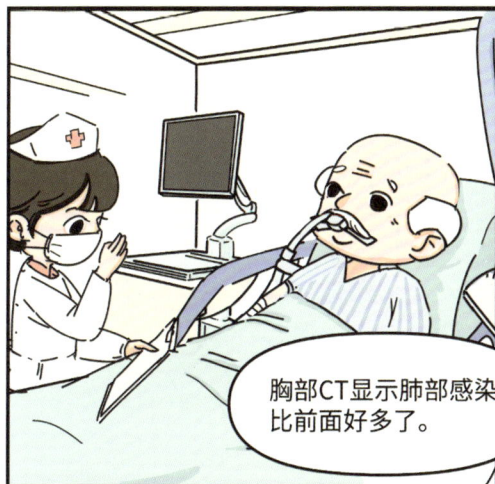

胸部CT显示肺部感染比前面好多了。

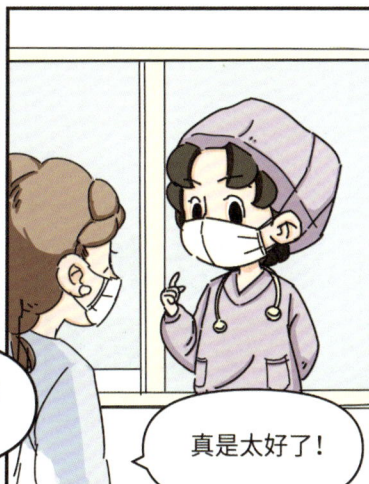

真是太好了！

为什么要外出检查？

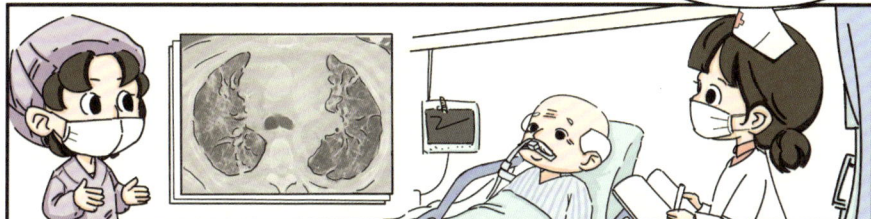

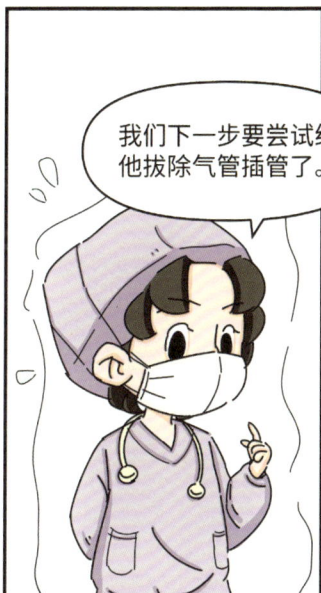

我们下一步要尝试给他拔除气管插管了。

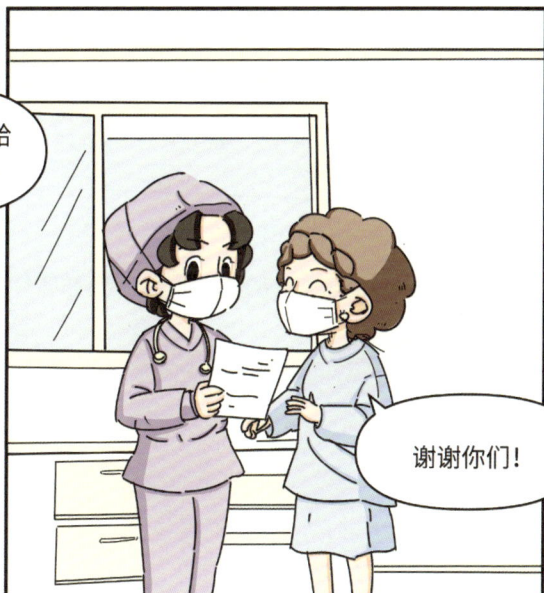

谢谢你们！

外出检查
要注意什么?

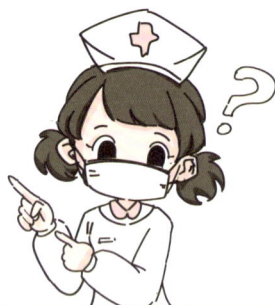

外出检查的必要性: 评估病情。

评估外出检查风险: 氧合、呼吸机条件、血压、心率等。

外出检查准备: 人员、设备、药物。

外出检查的风险: 痰堵、导管脱出、生命体征不稳定。

第 7 章

为什么
皮肤"破"了？

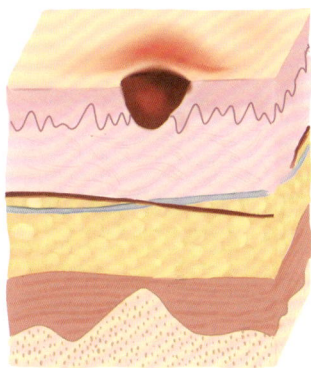

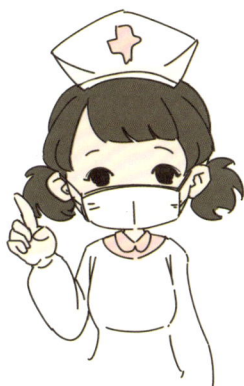

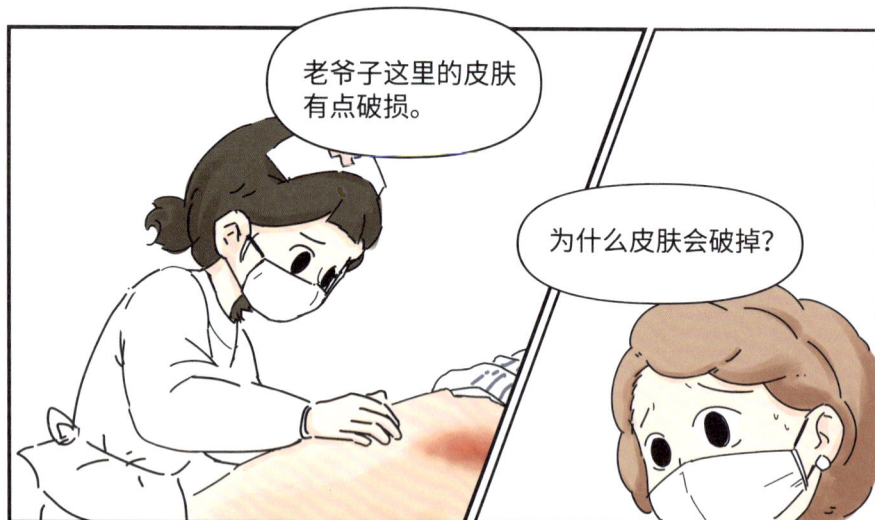

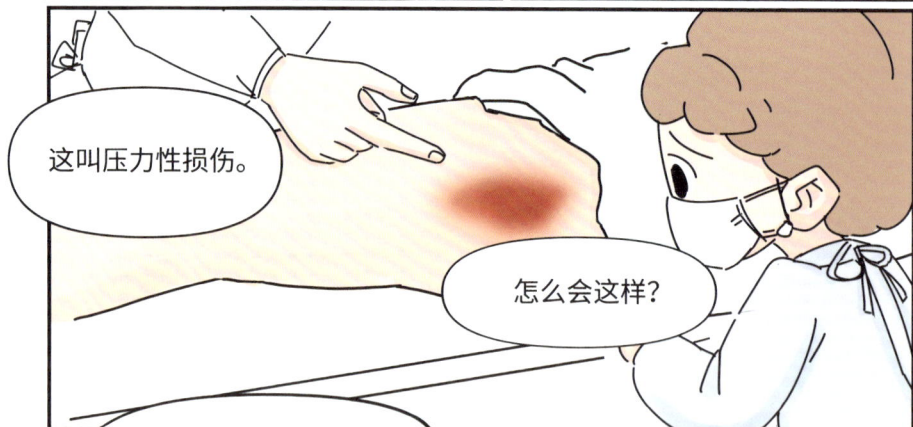

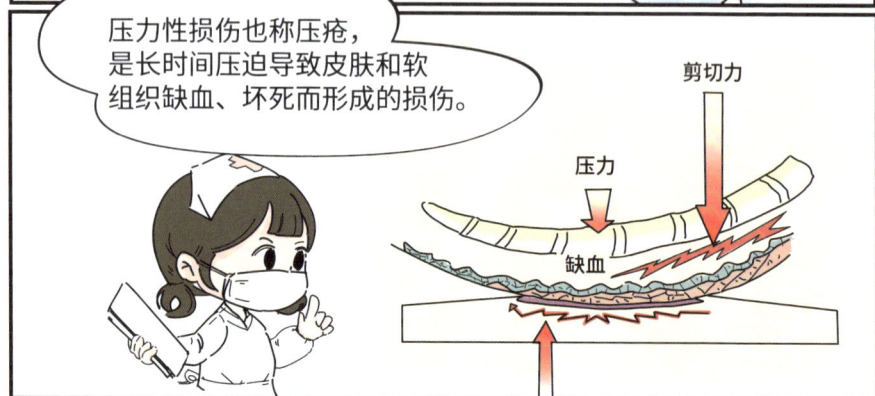

压力性损伤易发人群和情况

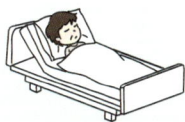

长期卧床

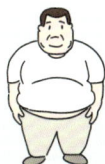

肥胖

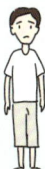

消瘦

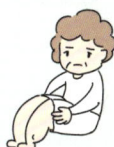

水肿

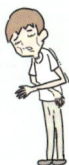

营养不良

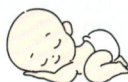

婴幼儿

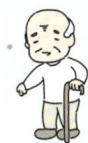

老年人

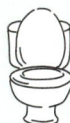

大小便失禁

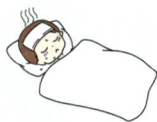

高热

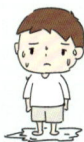

多汗

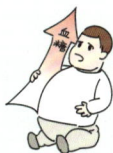

糖尿病

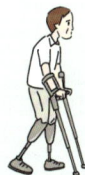

使用医疗器具

为什么皮肤破了?

压力性损伤易发部位

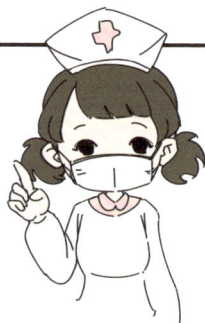

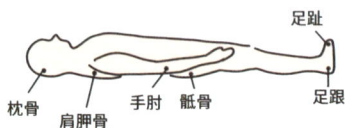

仰卧位：
长时间采取仰卧位的卧床患者，压力性损伤发生在枕突部、肩胛部、骶尾部、坐骨结节等部位，其中最常见的部位就是骶尾部和坐骨结节。

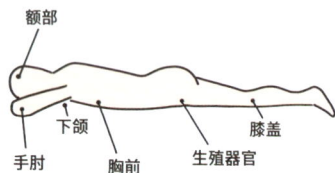

部位标注：足趾、足跟、枕骨、肩胛骨、手肘、骶骨

俯卧位：
长时间采取俯卧位的卧床患者，压力性损伤发生在双肩部、髂前上棘、膝关节等部位。

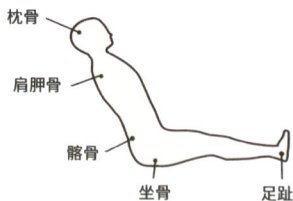

部位标注：额部、下颌、手肘、胸前、生殖器官、膝盖

半卧位：
长期半卧位的患者，压力性损伤易发生在枕骨、肩胛骨、髂骨、坐骨和足趾。

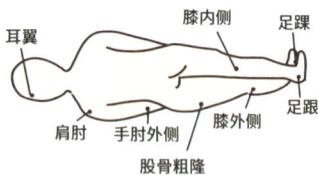

部位标注：枕骨、肩胛骨、髂骨、坐骨、足趾

侧卧位：
长时间采取侧卧位的卧床患者，压力性损伤易发生在股骨大转子和脚外踝等。

部位标注：耳翼、肩肘、手肘外侧、股骨粗隆、膝内侧、膝外侧、足踝、足跟

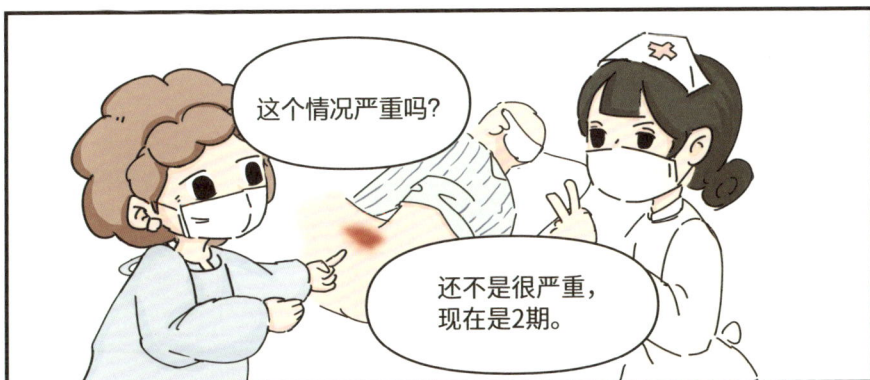

压力性损伤分期

按不同颜色区分，压力性损伤可分为1~4期。
从皮肤发红，到破皮，再到肌肉层和骨头受损，代表压力性损伤越来越严重。

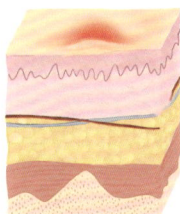

1期： 皮肤完整、发红，与周围皮肤界线清楚。

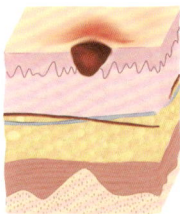

2期： 部分表皮缺损，皮肤表浅溃疡，肌底红且无结痂。

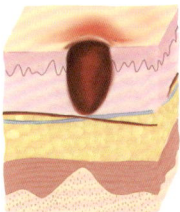

3期： 全层皮肤缺失，但肌肉、肌腱和骨骼尚无暴露，可有结痂或窦道。

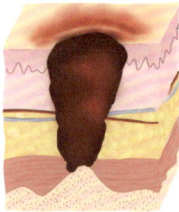

4期： 全层皮肤缺失，伴有肌肉、肌腱和骨骼暴露，经常伴有结痂或窦道。

要怎么做才能恢复呢？

我们会帮他多翻身，防止进一步加重，同时也会用药

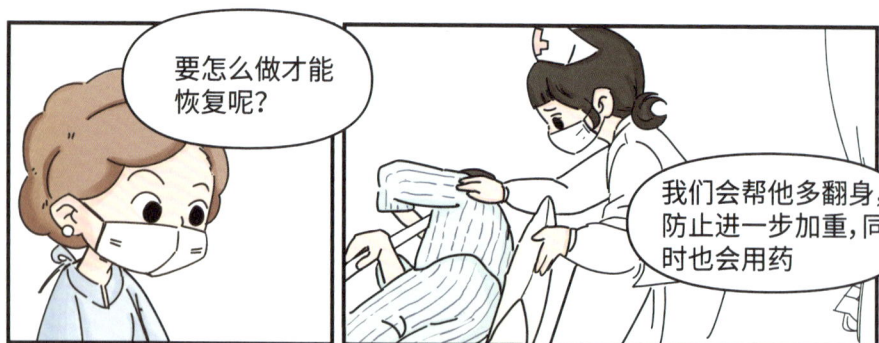

压力性损伤治疗

① 压力性损伤部位治疗；② 解除压迫，控制感染；③ 营养支持。

1期压力性损伤
可用赛肤润轻柔按摩，外贴敷料。

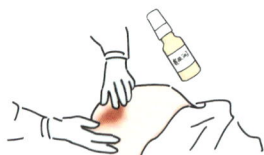

2期压力性损伤
消毒后撒护肤粉，外贴敷料。

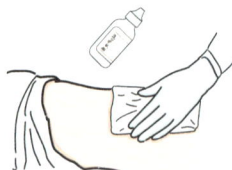

3期、4期压力性损伤
清创，去除坏死组织；外贴敷料；必要时进行外科手术，如植皮术、皮瓣转移术等，以修补缺损组织。

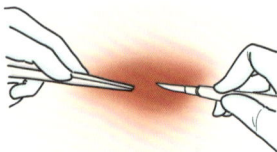

一段时间后……

大姐您看，老爷子的压疮已经好了。

太感谢你们了！我们后面要注意什么?

压力性损伤预防

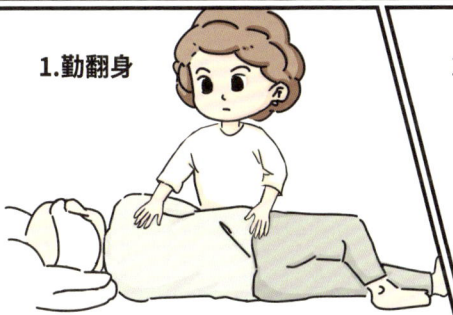

1.勤翻身

2.保护皮肤

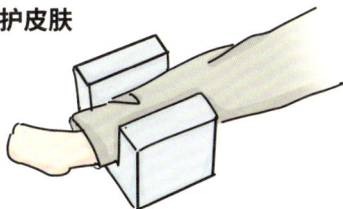

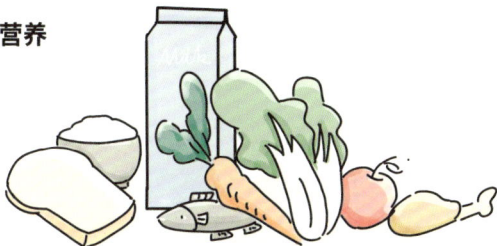

3.加强营养

压力性损伤
病因及治疗

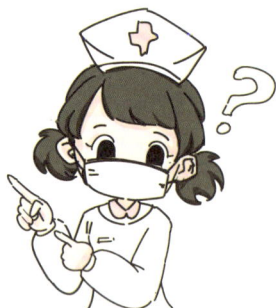

形成：长时间受压导致皮肤破溃。

高危因素：老年、营养不良、长期卧床等。

治疗：清创、敷料保护、控制感染、营养支持等。

预防：勤翻身、加强营养、保护皮肤等。

这是"肿"么了？

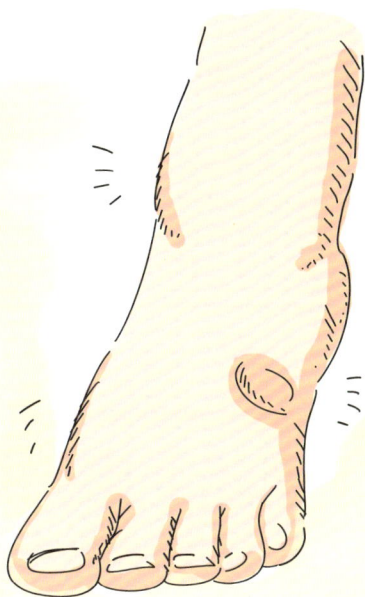

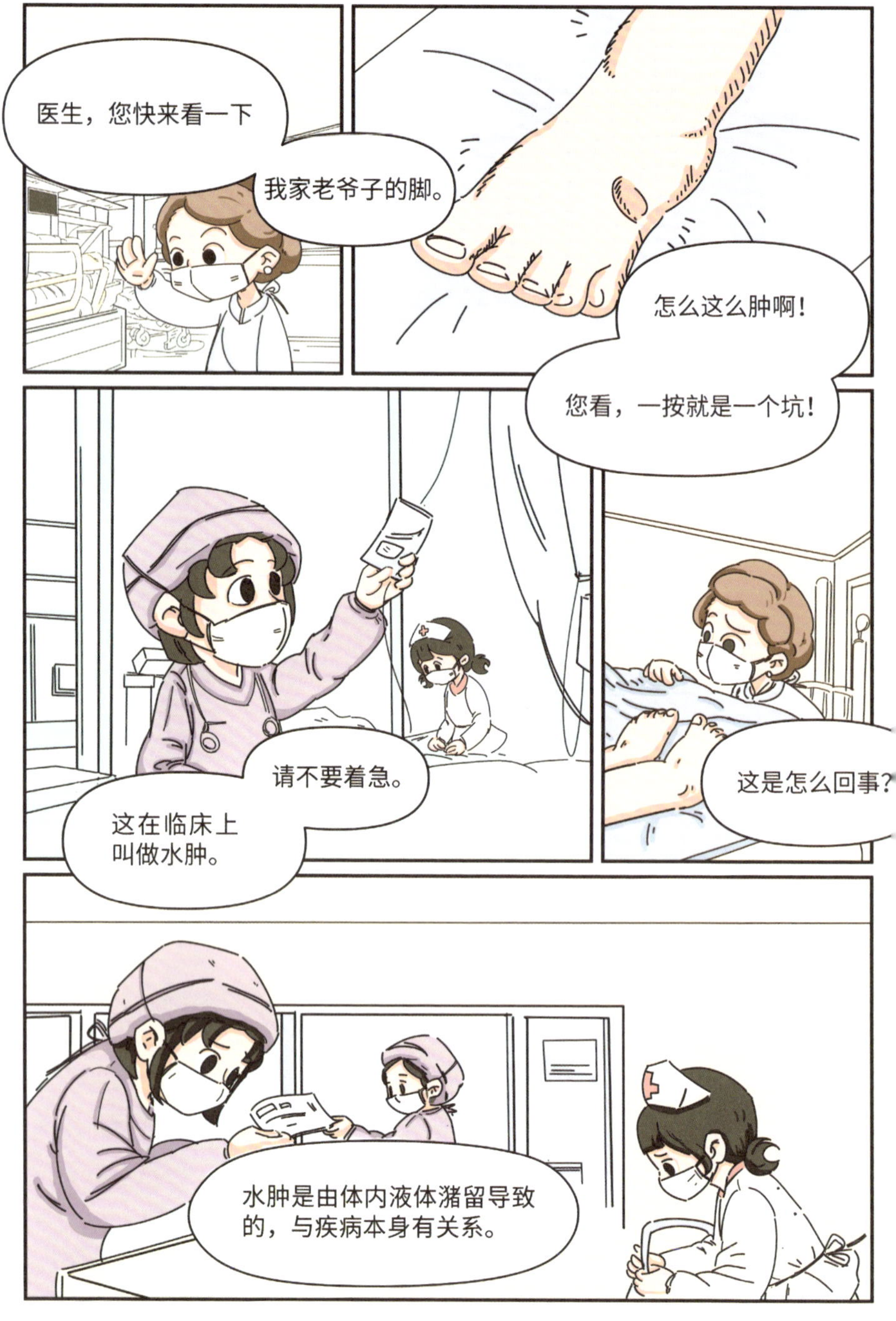
医生，您快来看一下
我家老爷子的脚。
怎么这么肿啊！
您看，一按就是一个坑！
请不要着急。
这在临床上
叫做水肿。
这是怎么回事？
水肿是由体内液体潴留导致
的，与疾病本身有关系。

水肿的表现

脸部
面部肿胀。

全身
体重短时间内
急剧增加。

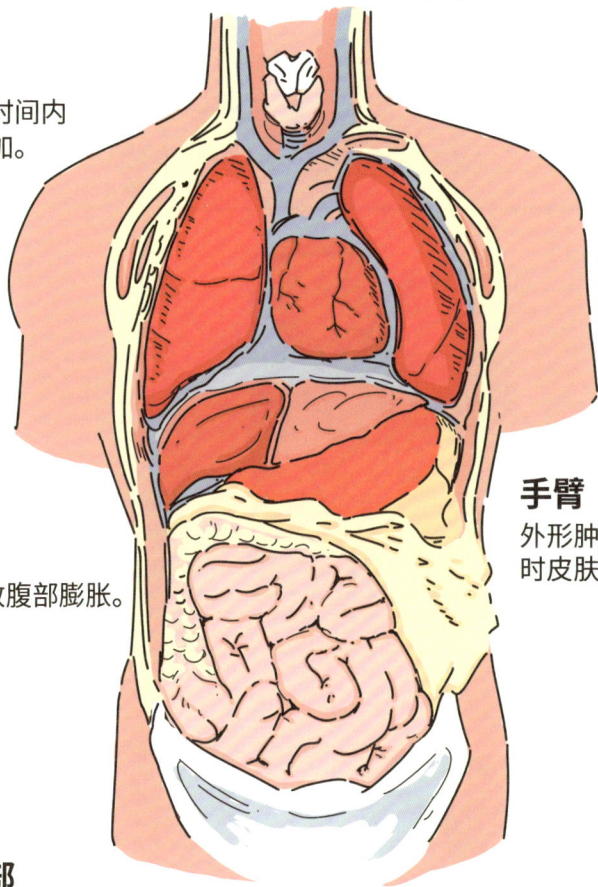

手臂
外形肿胀，按压
时皮肤有凹陷。

腹部
腹水导致腹部膨胀。

腿部
皮肤紧绷，按压后有凹陷。

脚踝
肿胀，发亮。

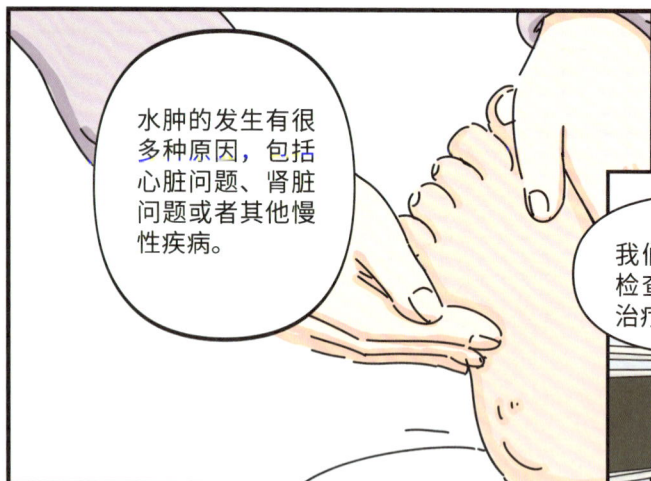

水肿的发生有很多种原因，包括心脏问题、肾脏问题或者其他慢性疾病。

我们会做进一步的检查，制定相应的治疗方案。

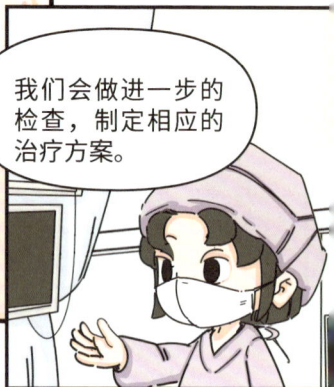

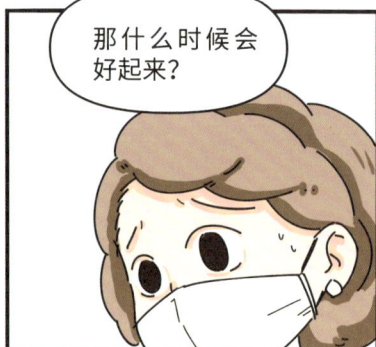

那什么时候会好起来？

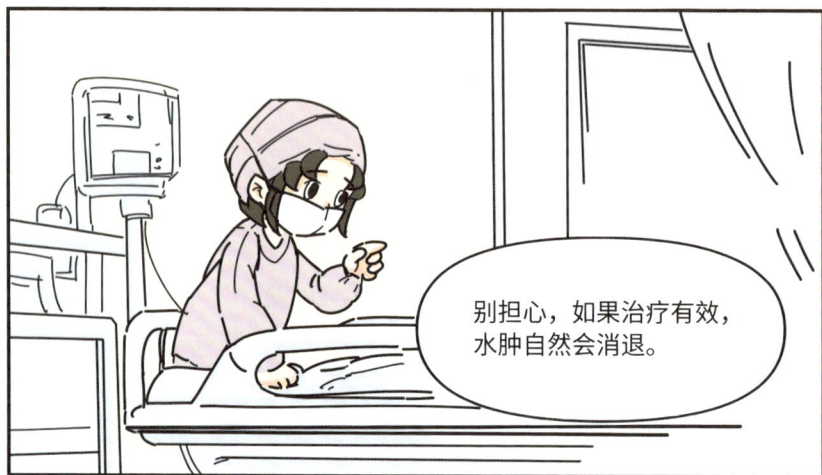

别担心，如果治疗有效，水肿自然会消退。

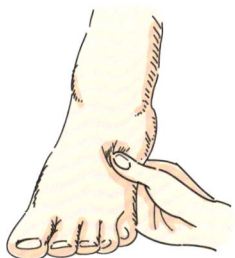

一段时间过去了……

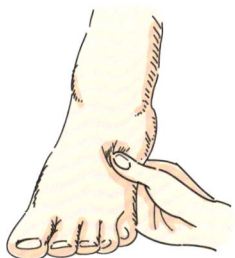

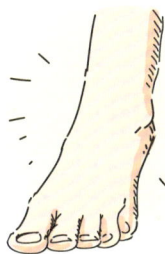

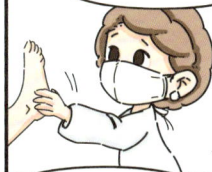

水肿都没了，真的太神奇了！

谢谢医生，我爸爸现在好多了！

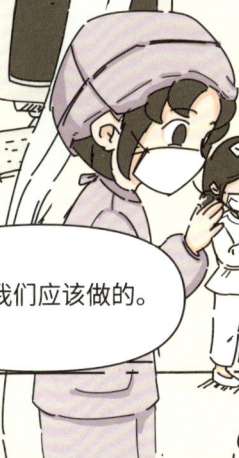

这是我们应该做的。

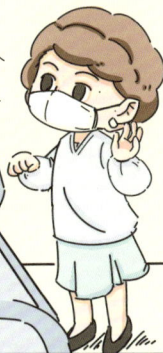

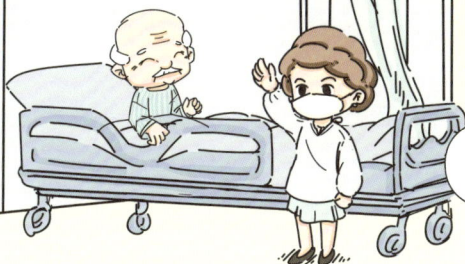

谢谢！

全身性水肿
病因及治疗

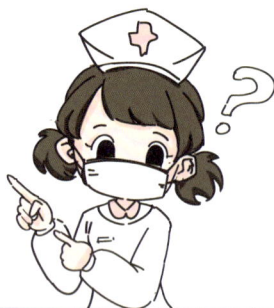

全身性水肿病因及治疗

1.心源性水肿： ①治疗原发病，控制感染；②改善心功能；③利尿。

2.肾性水肿： ①治疗原发病；②利尿，必要时进行肾脏替代治疗。

3.营养不良性水肿： ①加强营养支持；②补充白蛋白。

局部性水肿病因及治疗

1.静脉血栓形成： ①抗凝治疗；②外科取栓治疗。

2.局部炎症： 抗感染治疗。

为什么"胡言乱语"?

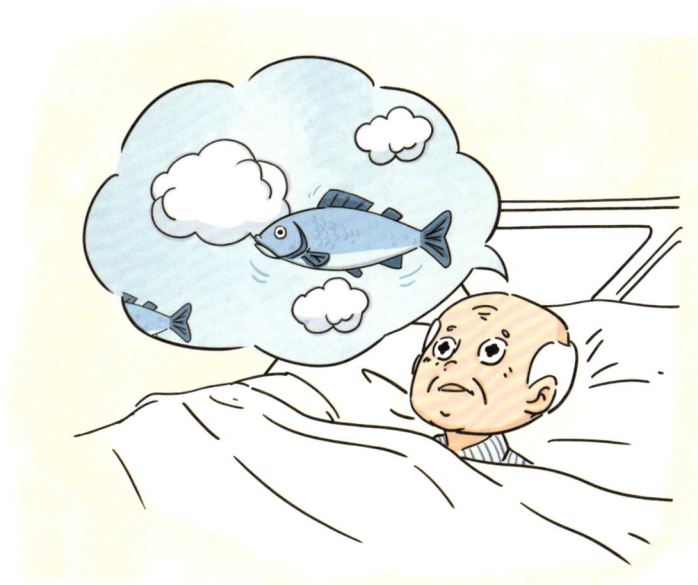

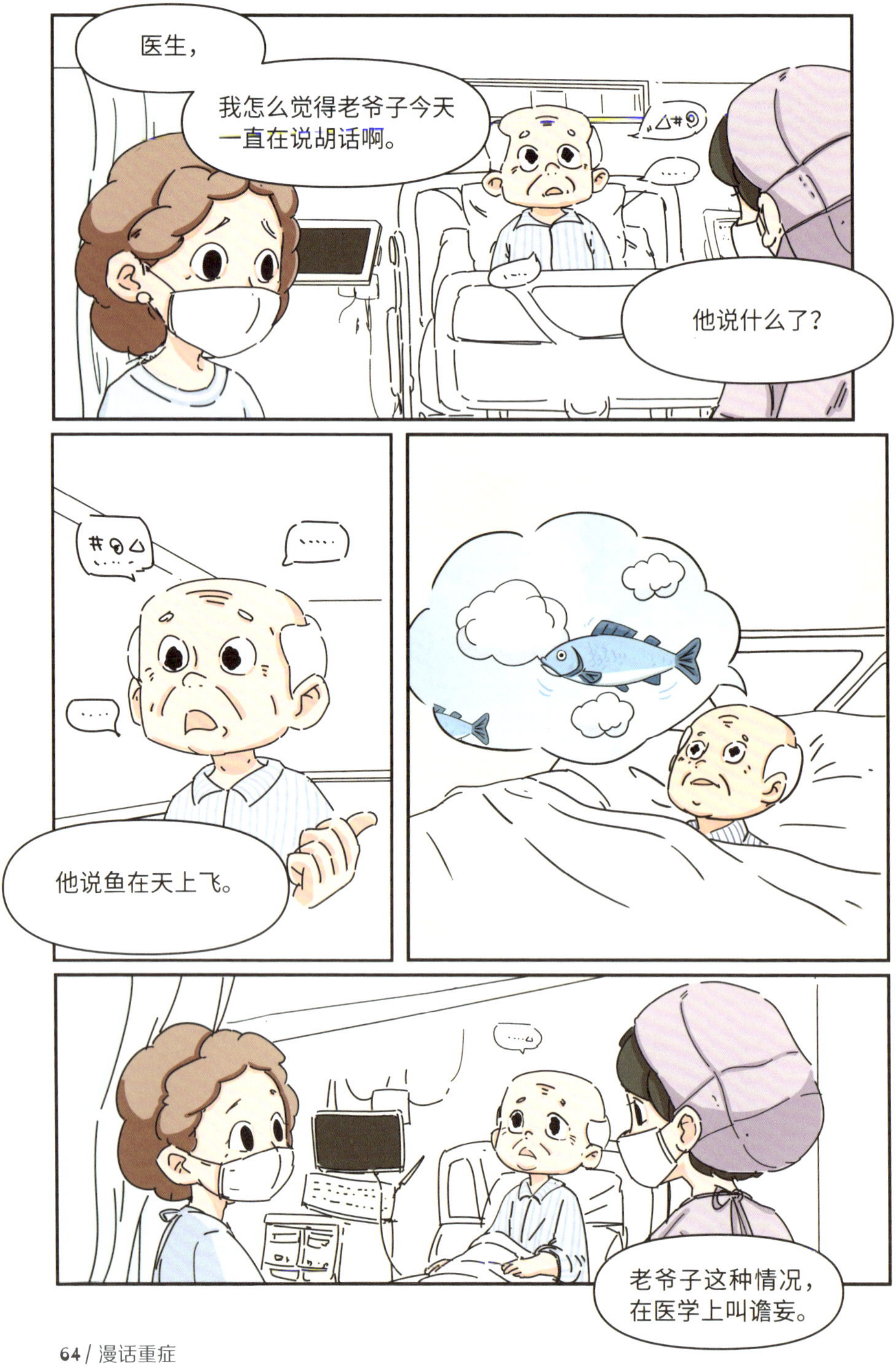
医生，
我怎么觉得老爷子今天一直在说胡话啊。
他说什么了？
他说鱼在天上飞。
老爷子这种情况，在医学上叫谵妄。

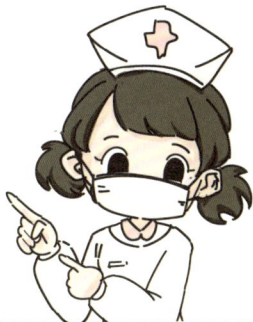

谵妄?

是的，这是一种急性脑功能障碍，

其特点是突然出现意识水平、认知功能、直觉、注意力和思维过程的变化。

怎么会这样啊？

他进来的时候好好的啊。

患者年龄比较大，前面又有严重的感染，这段时间长期卧床，睡眠不好，所以容易发生谵妄。

谵妄高危因素

代谢紊乱、器官功能衰竭、严重创伤后、手术后、感官刺激缺乏、精神应激等。

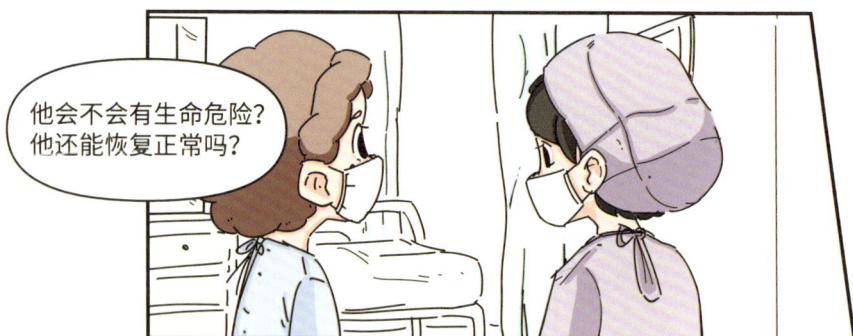

他会不会有生命危险？他还能恢复正常吗？

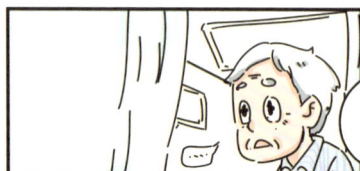

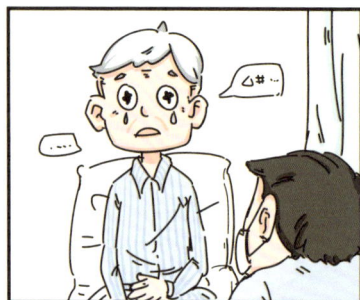

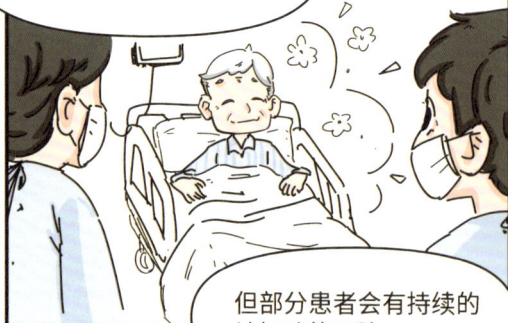

经过治疗，大部分能恢复正常。

但部分患者会有持续的认知功能下降。

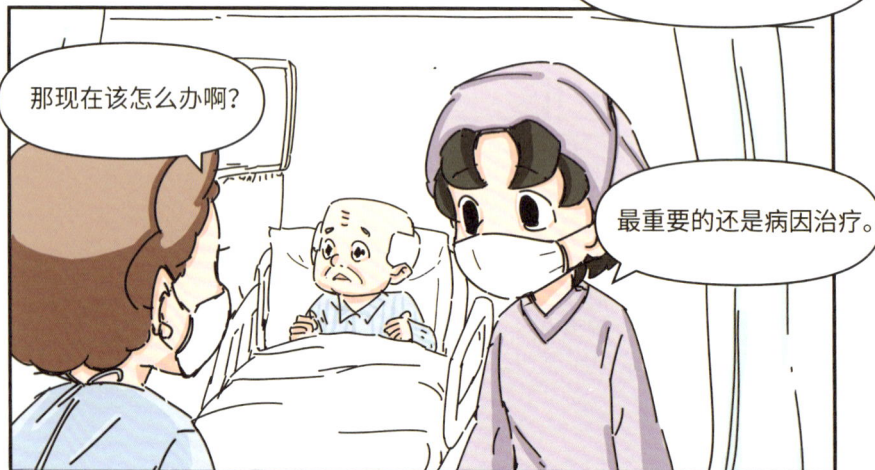

那现在该怎么办啊？

最重要的还是病因治疗。

治疗措施

病因治疗

控制感染、纠正酸碱电解质紊乱、营养支持等。

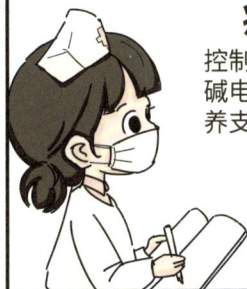

药物治疗

使用镇痛、镇静药物等。

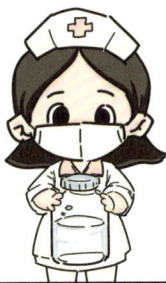

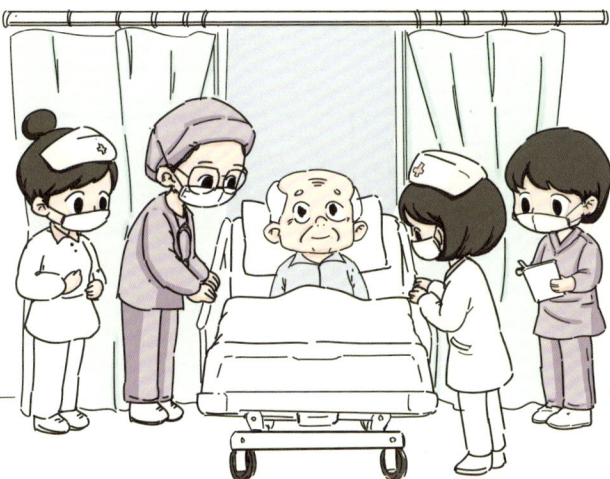

环境干预

安静、光线适宜、舒适的环境，保持适当的昼夜节律。

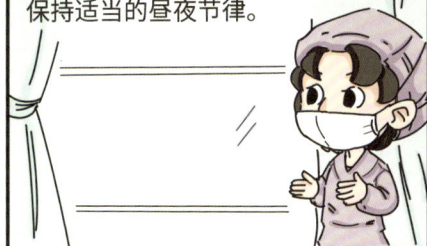

认知支持

保持时间、地点的定向和认知刺激，与患者加强沟通。

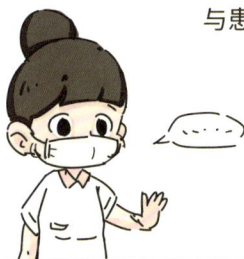

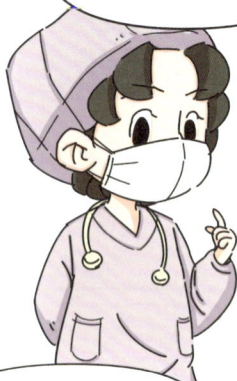

患者谵妄情况消失，也离不开家人的共同努力。

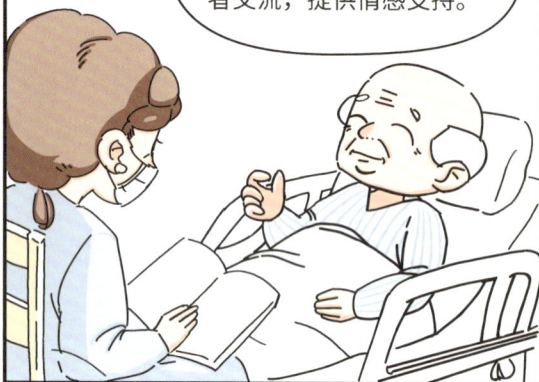

保持规律的探视，帮助患者分辨时间和地点，与患者交流，提供情感支持。

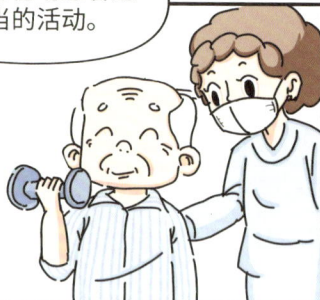

鼓励并协助患者进行适当的活动。

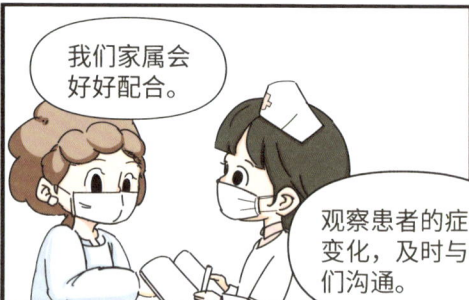

我们家属会好好配合。

观察患者的症状变化，及时与我们沟通。

一段时间以后……

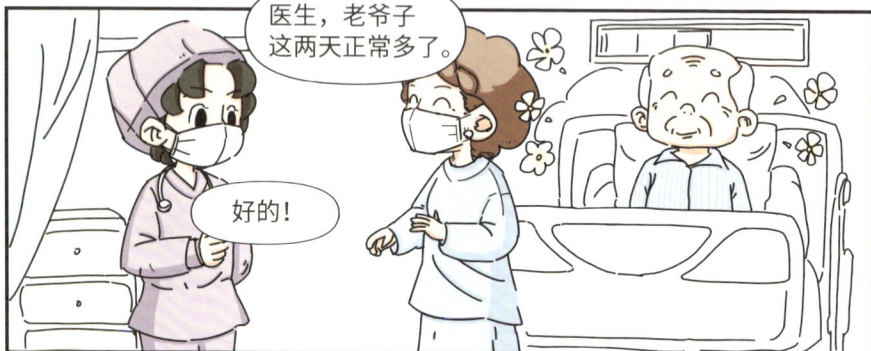

医生，老爷子这两天正常多了。

好的！

谵妄的病因和治疗

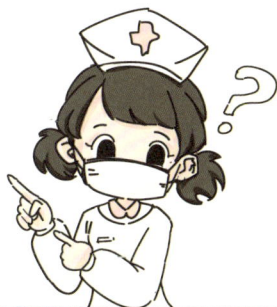

病因

1.环境因素： 长期卧床，周围环境刺激等。

2.个人因素： 年龄，入院时病情危重。

3.疾病因素： 感染，慢性疾病等。

治疗及预防

1.病因治疗： 积极治疗原发病。

2.非药物治疗： 早期康复、家庭参与、音乐疗法等。

3.药物治疗： 镇静药物等。

第 10 章

什么时候
能转出ICU？

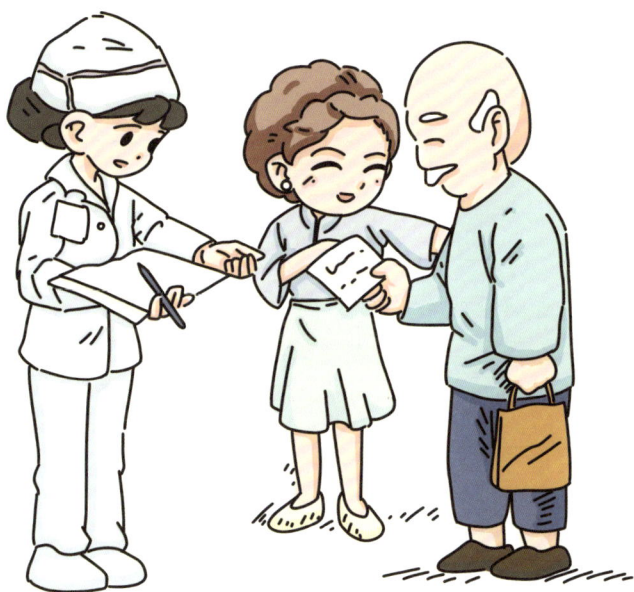

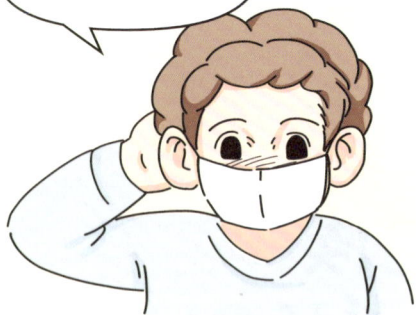

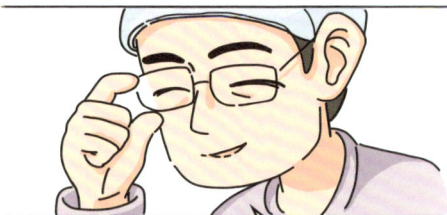

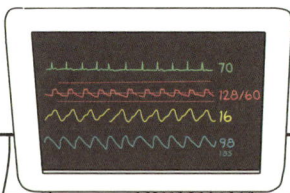

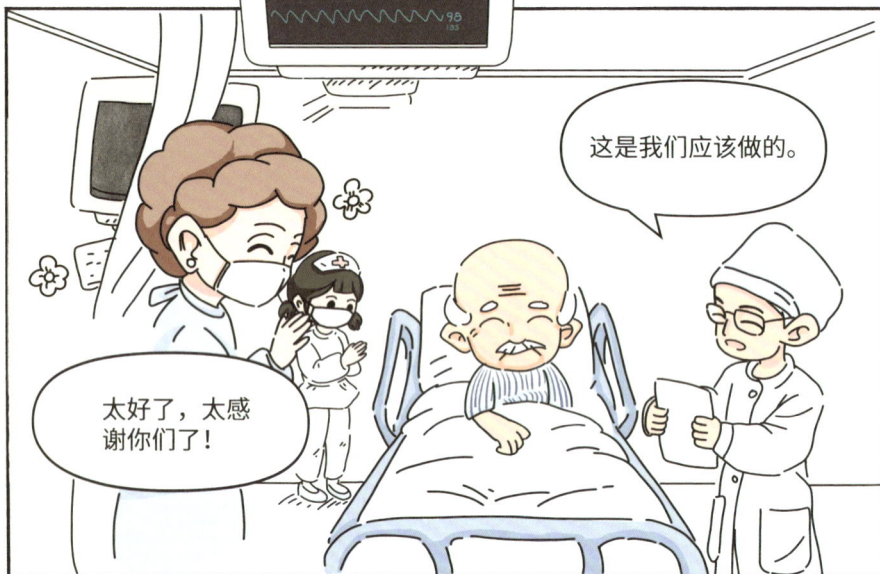

治疗前

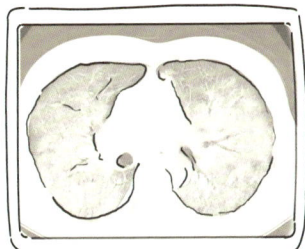

治疗后

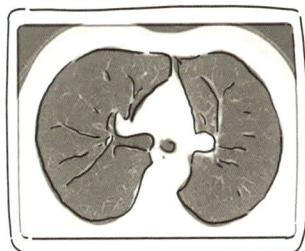

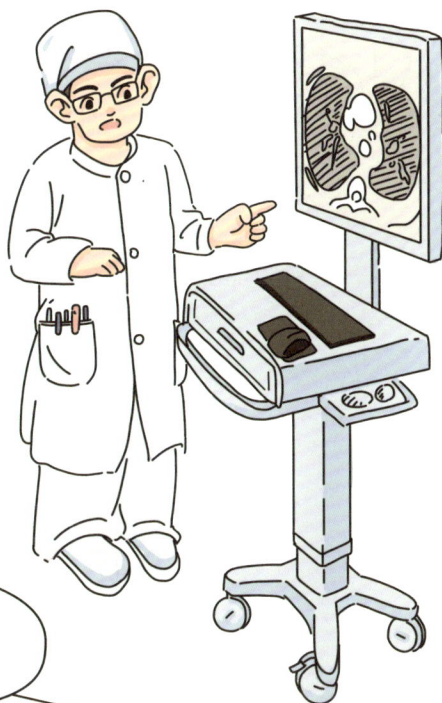

这是昨天复查的胸部CT，相比于刚进来的情况，明显好多了。

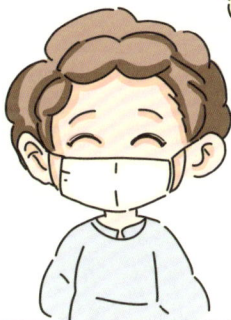

嗯嗯！谢谢医生！

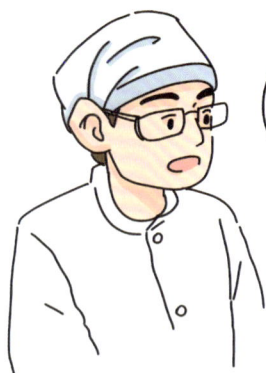

这是今天的血气分析报告，目前低流量吸氧，氧饱和度也挺稳定。

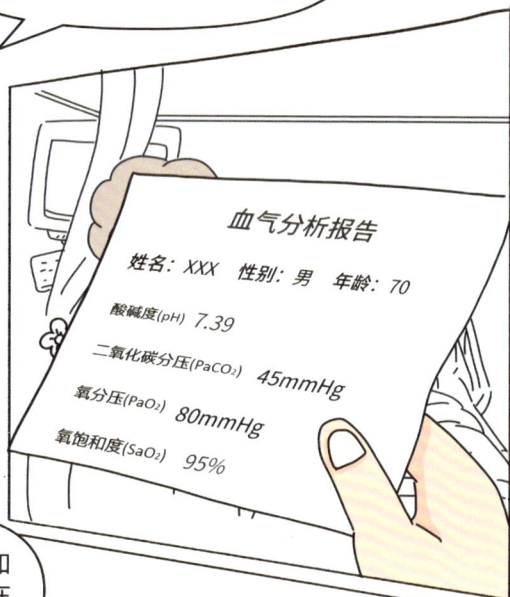

血气分析报告

姓名: XXX 性别: 男 年龄: 70

酸碱度(pH) 7.39

二氧化碳分压(PaCO₂) 45mmHg

氧分压(PaO₂) 80mmHg

氧饱和度(SaO₂) 95%

是的，我对这个氧饱和度印象特别深刻，现在是好多了。

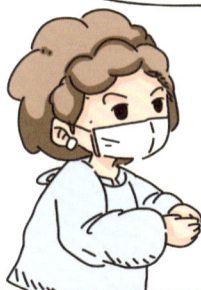

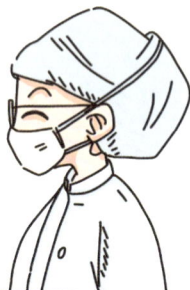

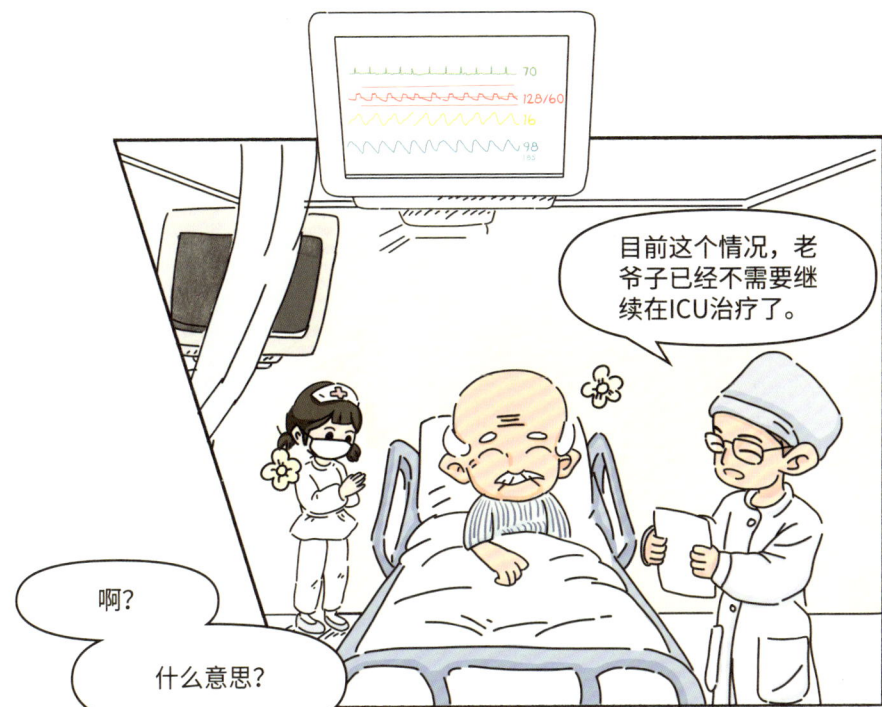

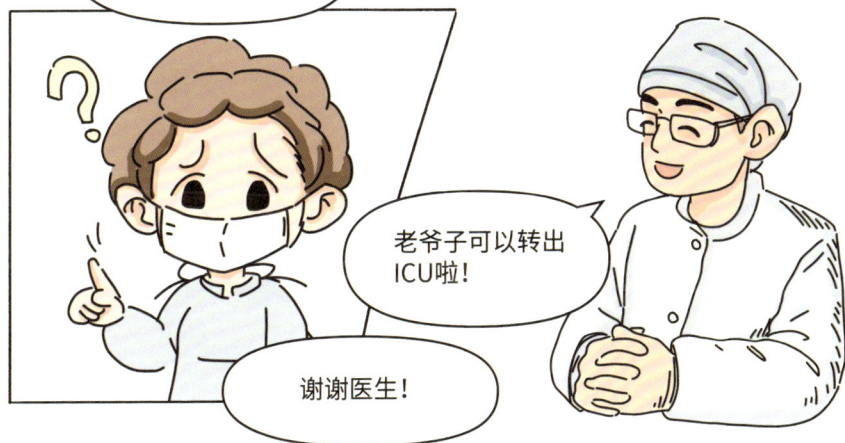

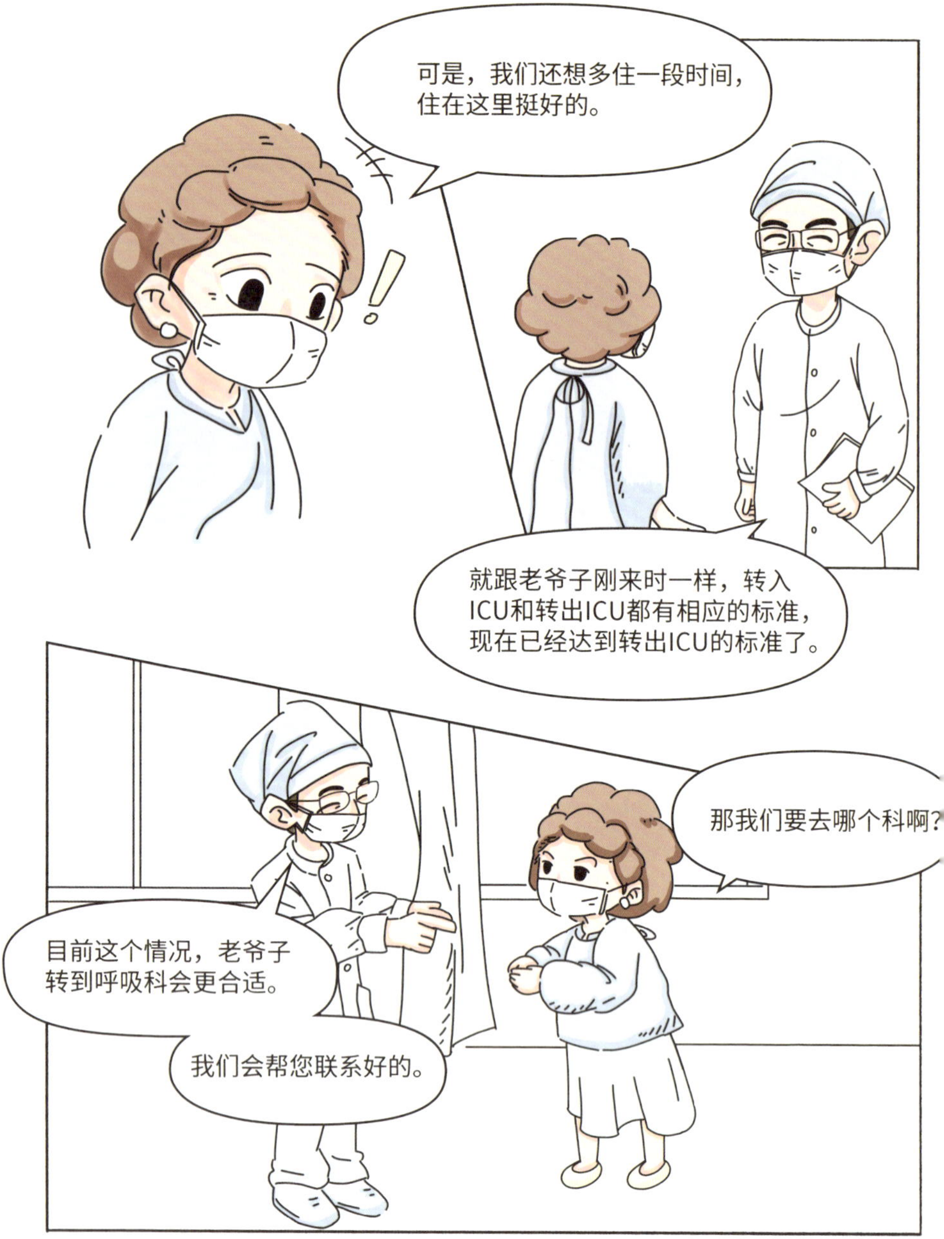
可是，我们还想多住一段时间，住在这里挺好的。
就跟老爷子刚来时一样，转入ICU和转出ICU都有相应的标准，现在已经达到转出ICU的标准了。
那我们要去哪个科啊？
目前这个情况，老爷子转到呼吸科会更合适。
我们会帮您联系好的。

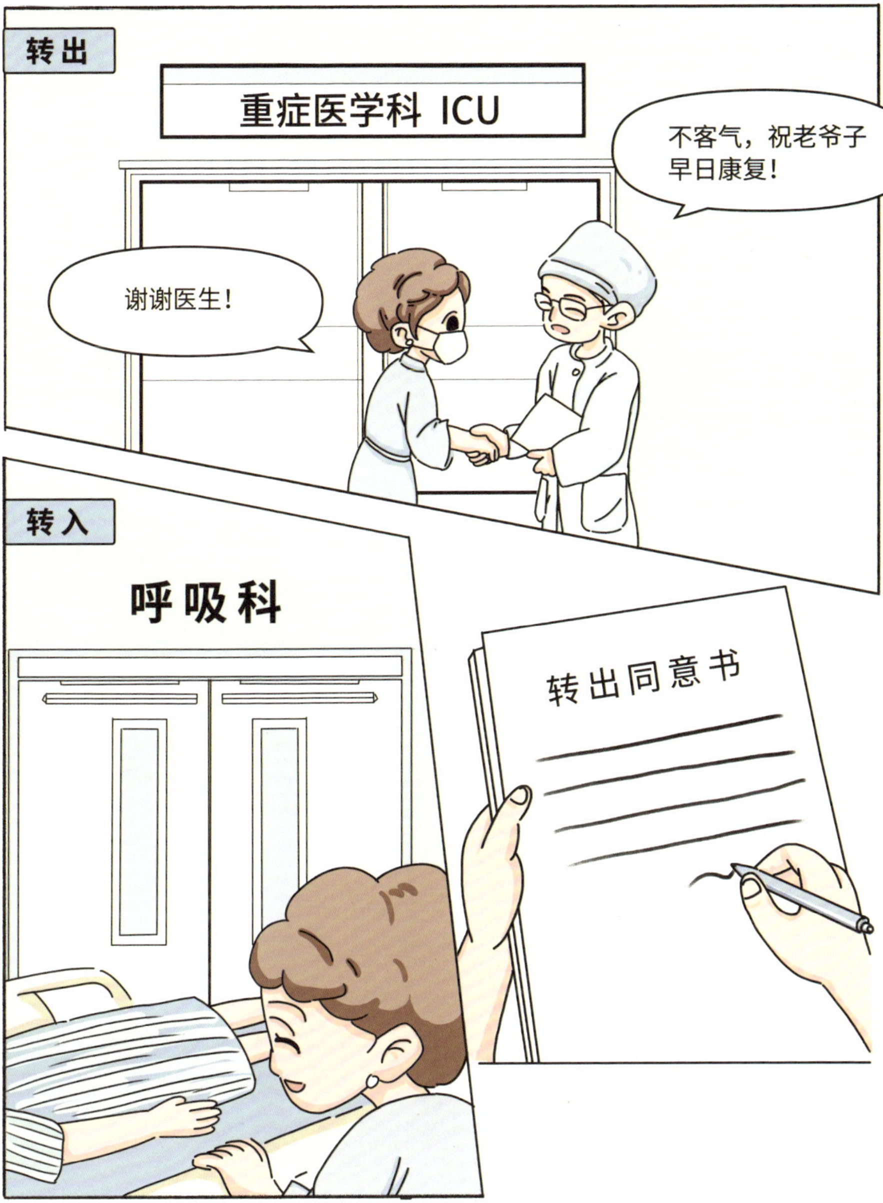
转出
重症医学科 ICU
谢谢医生！
不客气，祝老爷子早日康复！
转入
呼吸科
转出同意书

老爷子在普通病房恢复良好，终于可以出院了。

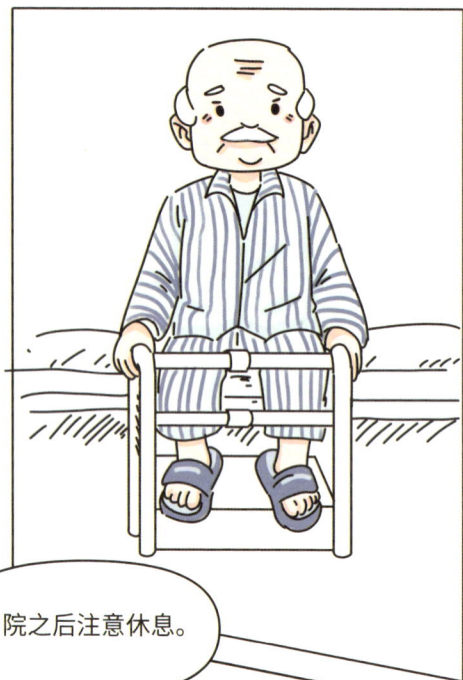

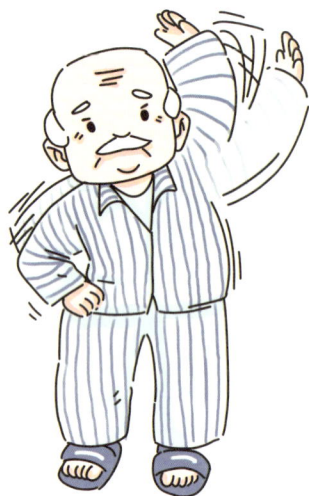

出院之后注意休息。

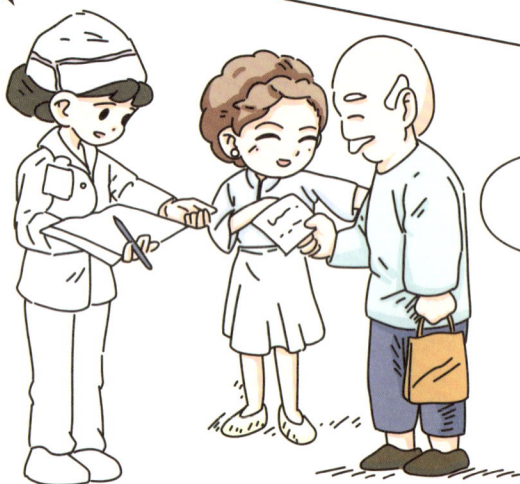

好的，我记住了！谢谢！

转出ICU标准

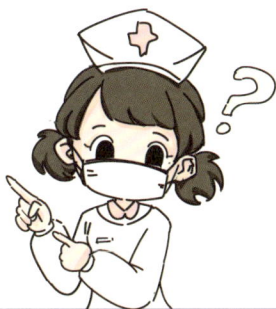

1. 原发疾病得到控制，专科疾病成为治疗重点。

2. 血流动力学稳定。

3. 严重的心律失常得以纠正。

4. 撤离呼吸机，呼吸平稳。

5. 无明显酸碱、水、电解质紊乱及代谢紊乱。

6. 脏器功能基本稳定，不需要加强监护。

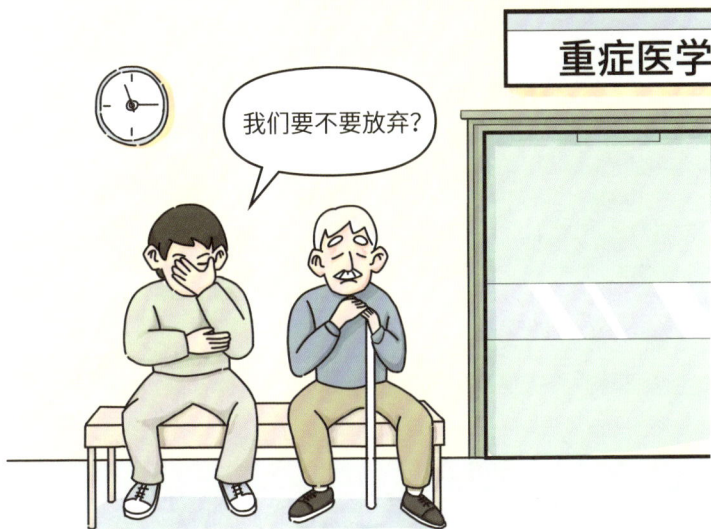

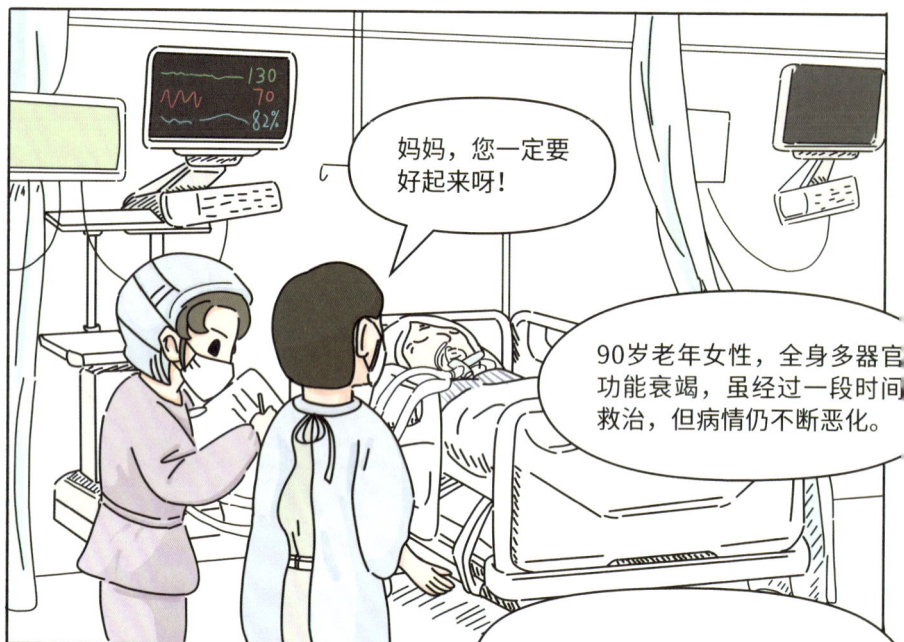
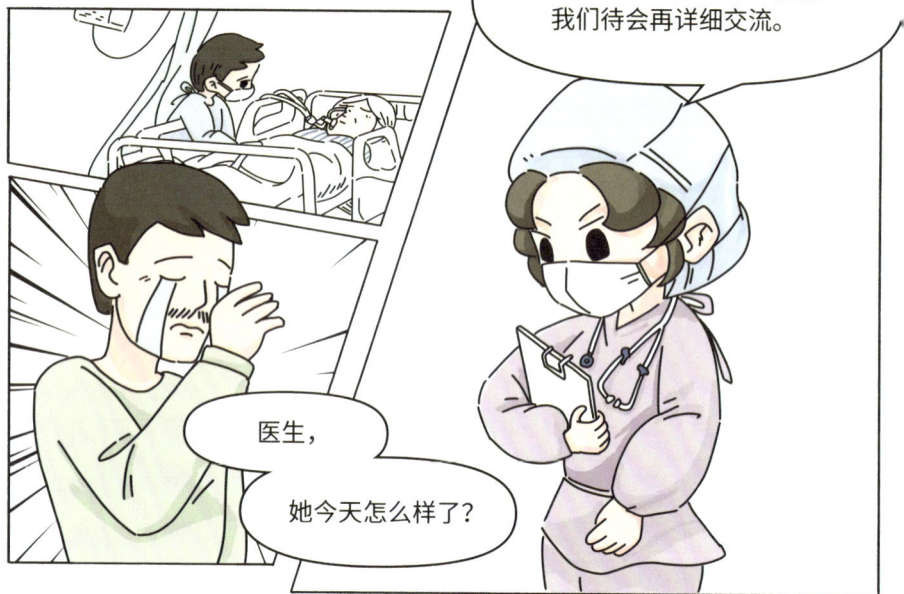

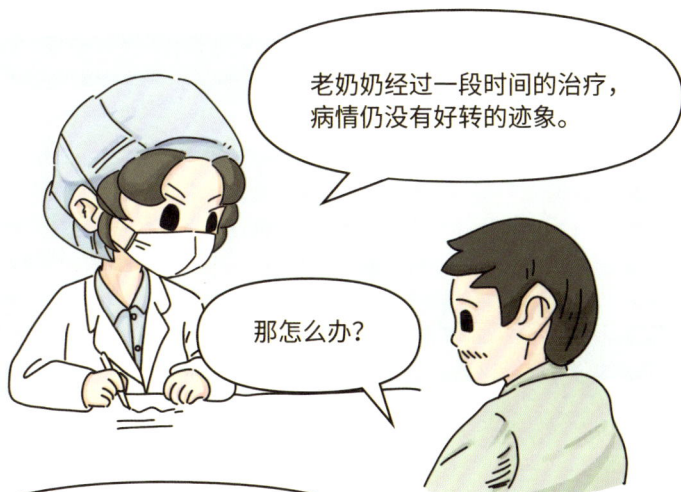

老奶奶经过一段时间的治疗，病情仍没有好转的迹象。

那怎么办？

老奶奶现在出现了多器官功能衰竭，随时有生命危险！

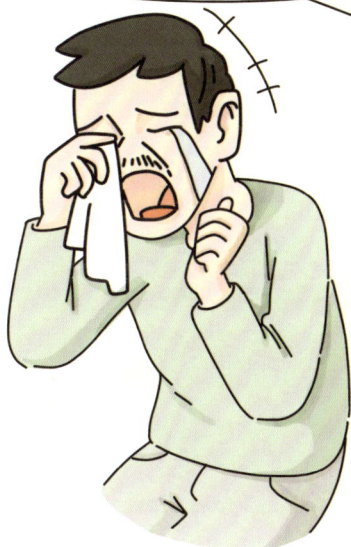

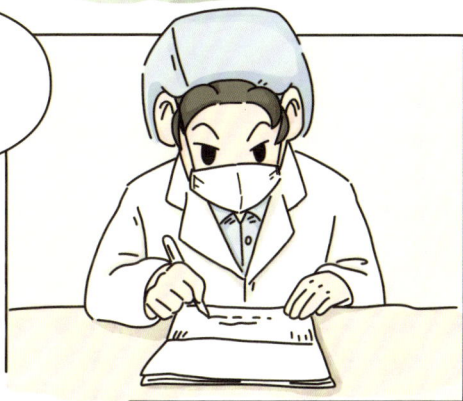

这么严重啊，医生，你们快帮忙想想办法。

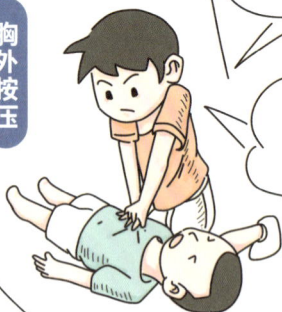
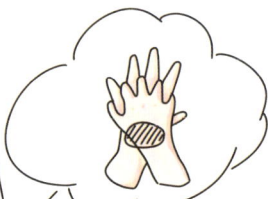
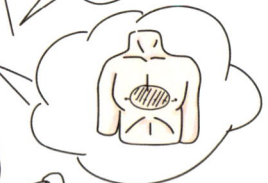

胸外按压

电除颤

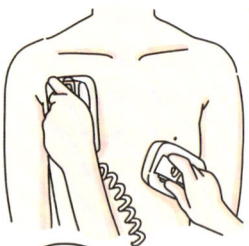

如果真的到了那一步，抢救措施主要是胸外按压、电除颤等。

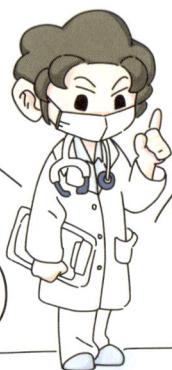

是不是就是电视上那种在胸口上按压和电击

是的，但老奶奶的疾病已经到了终末期，就算积极抢救，效果可能也不明显。

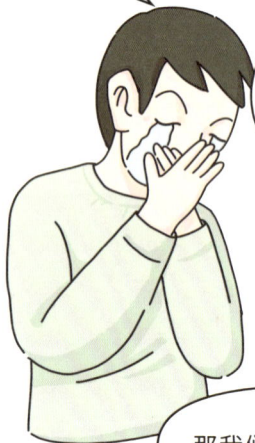
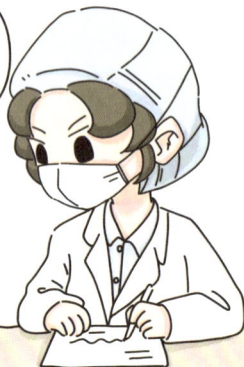

那我们全家商量下……

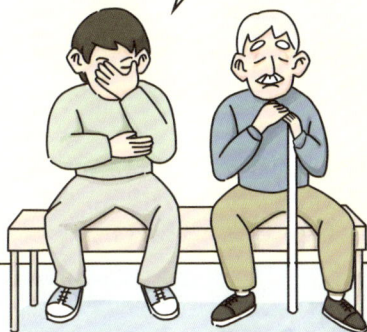

重症医学科 ICU

我们要不要放弃？

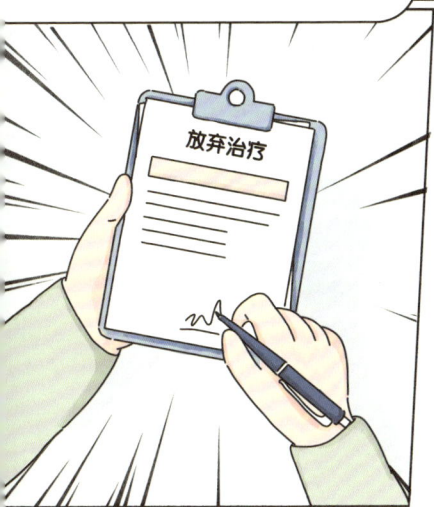

一段时间以后，家属决定好了

放弃治疗

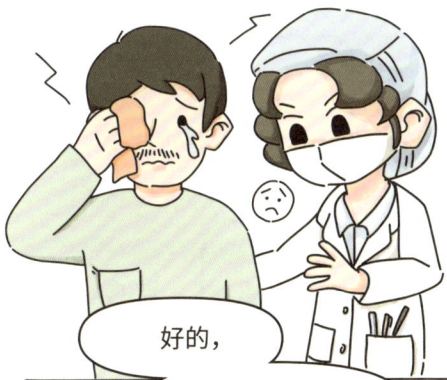

医生，我们商量好了，如果真的出现心脏停跳的情况，我们放弃继续抢救，希望她平静地离开……

好的，

我们尊重你们的选择。

放弃治疗的方式

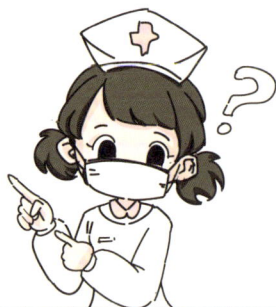

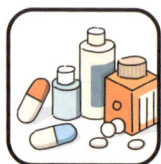

1. 患者病情加重或出现危及生命的情况，放弃一切有创性抢救措施，比如胸外按压、电除颤以及有创操作等，但给予药物救治。

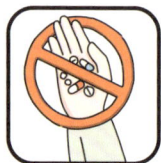

2. 患者病情加重或突发危及生命的情况，放弃有创性抢救措施及一切药物抢救，比如拒绝使用升压药物等。

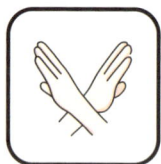

3. 维持现有治疗手段不变，但后期不再做任何加强治疗等。

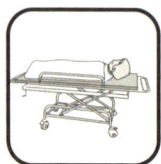

4. 自动出院。

第12章

生命的延续
器官捐赠

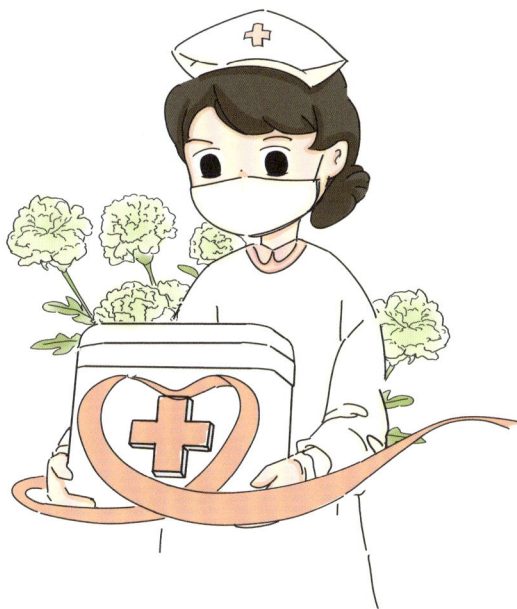

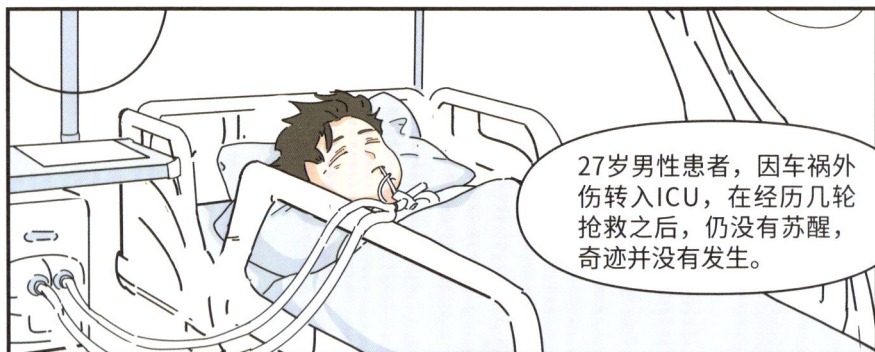

27岁男性患者，因车祸外伤转入ICU，在经历几轮抢救之后，仍没有苏醒，奇迹并没有发生。

脑电图

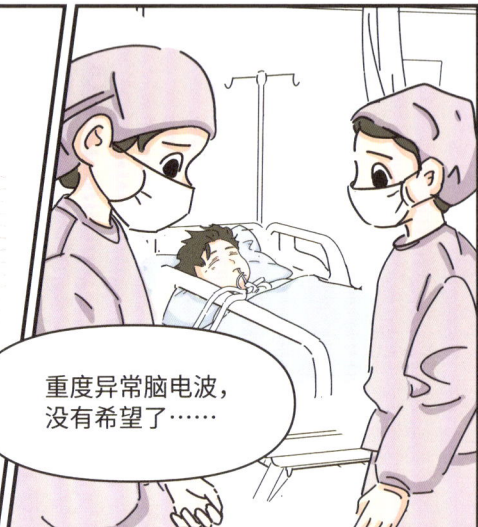

重度异常脑电波，没有希望了……

我们很抱歉，虽然及时给予救治，但小伙子已经处于脑死亡状态了。

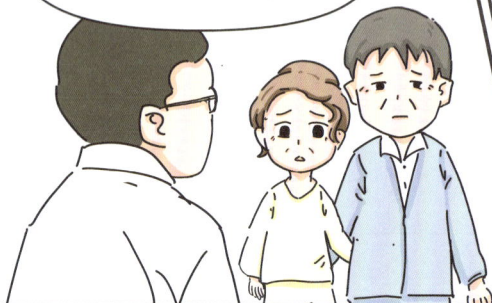

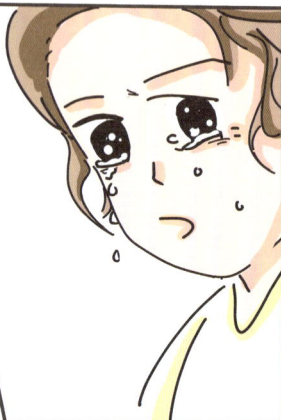

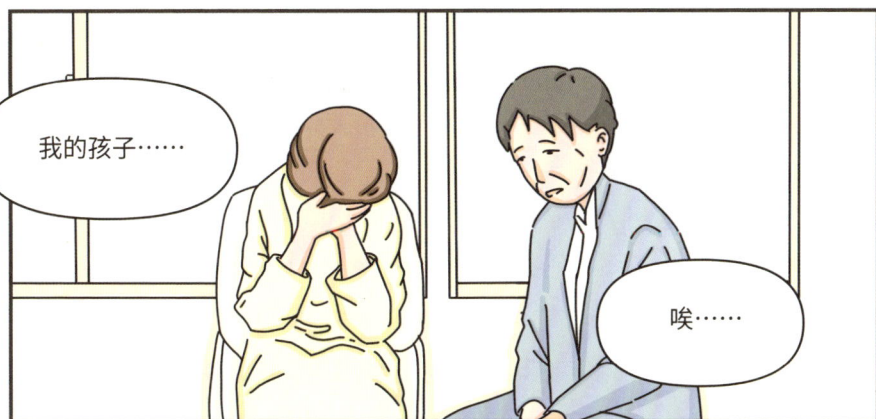

两年前

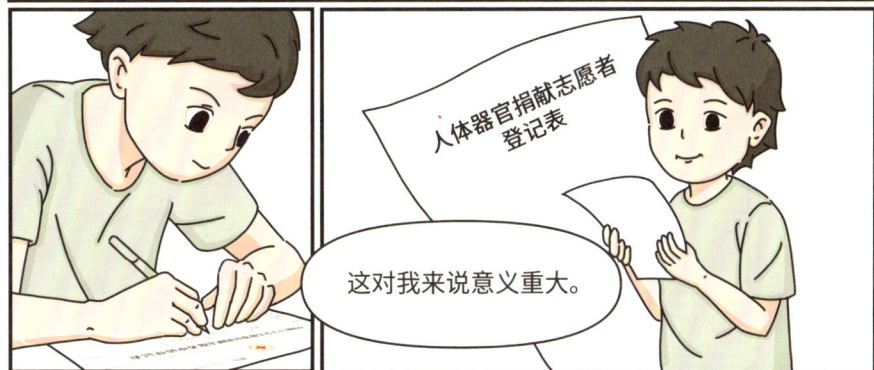

现在

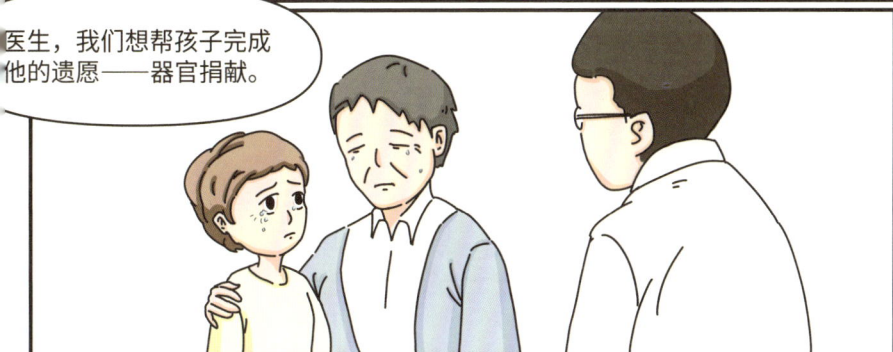

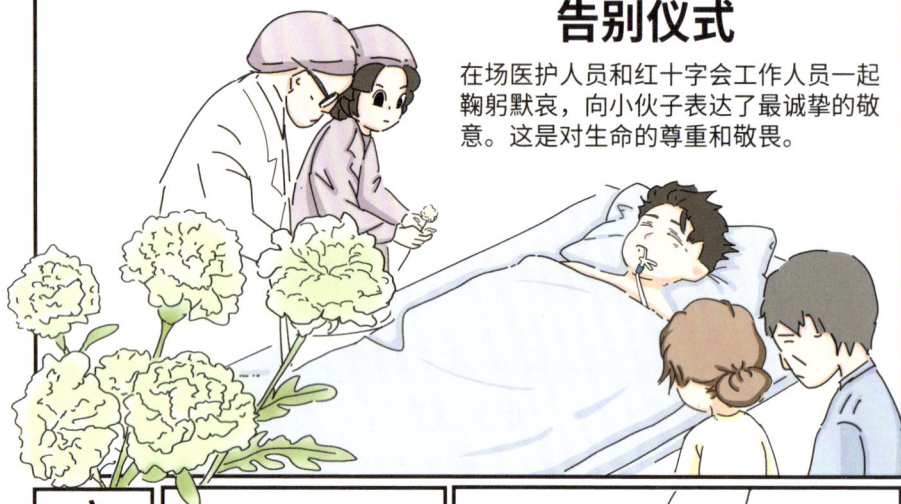

告别仪式

在场医护人员和红十字会工作人员一起鞠躬默哀，向小伙子表达了最诚挚的敬意。这是对生命的尊重和敬畏。

启动器官捐献程序

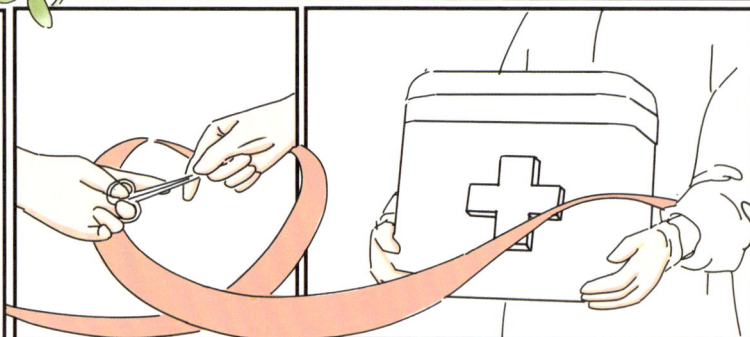

手术室

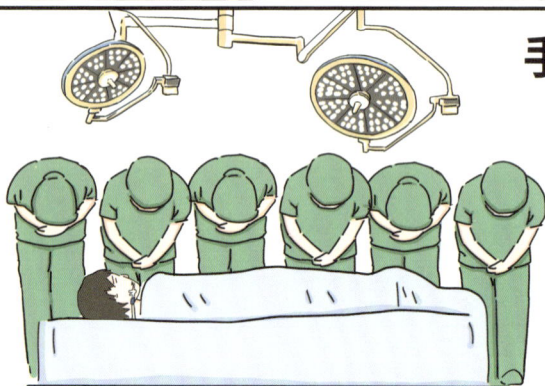

生命的延续

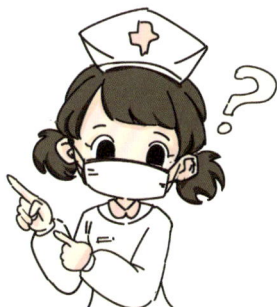

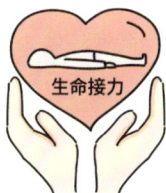

问1：什么是器官捐献？

当一个人的生命走到尽头，基于本人生前意愿或家属的意愿，以无偿捐献的方式，将其功能良好的器官捐献给等待器官移植的患者，让生命得到延续。

问2：我国器官捐献现状如何？

数据显示，截至2024年11月10日，我国官方登记的器官捐献志愿者695万多人，公民逝世后器官捐献累计完成5.5万余例，捐献器官17万余个，挽救了10多万名器官衰竭患者的生命。

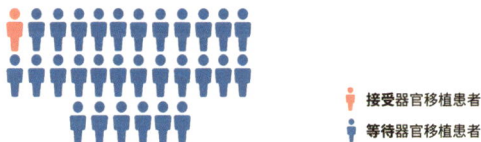

接受器官移植患者
等待器官移植患者

现阶段，国内器官移植供求比约为1:30，有大量患者因为等待时间漫长而去世。

问3：人体哪些器官可以捐献？

（1）器官：功能良好的肝脏、肾脏、心脏、肺脏、胰腺、小肠等。

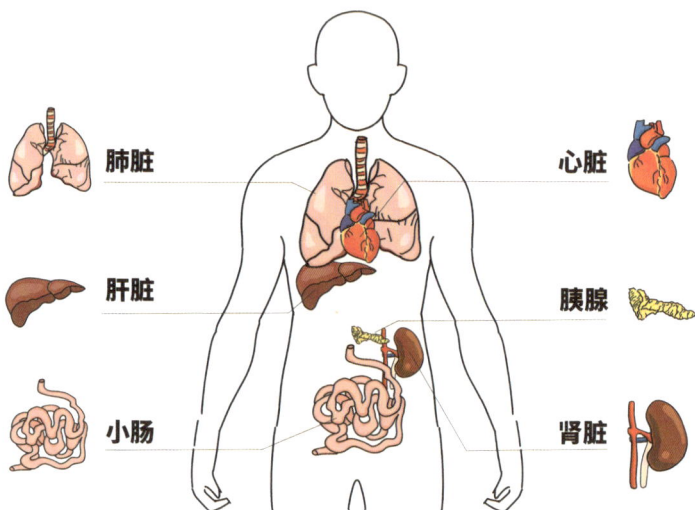

肺脏

心脏

肝脏

胰腺

小肠

肾脏

（2）组织：眼角膜、皮肤、骨骼、血管、神经等。

（3）遗体：用于医学教学和科学研究。

问4：如何表达器官捐献意愿？

具备完全民事行为能力的人，愿意离世后无偿捐献器官救治他人。要表达器官捐献意愿，可以有以下几种方式：

（1）到当地红十字会器官捐献管理机构，填写并递交《中国人体器官捐献志愿登记表》。

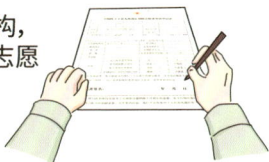

（2）登录中国人体器官捐献管理中心网站：https://www.codac.org.cn/.

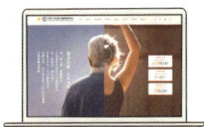

（3）在微信公众号"中国人体器官捐献"进行线上登记。

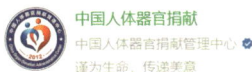

之后，获得中国人体器官捐献志愿实体或电子登记卡。

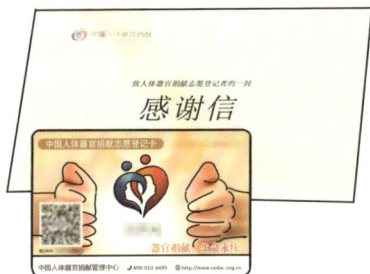